Fatos & Mitos
sobre sua
alimentação

L&PM POCKET SAÚDE
Editor da série: Dr. Fernando Lucchese

Boa viagem! – Dr. Fernando Lucchese
Comer bem, sem culpa – Dr. Fernando Lucchese, José Antonio Pinheiro Machado e Iotti
Desembarcando a hipertensão – Dr. Fernando Lucchese
Desembarcando a tristeza – Dr. Fernando Lucchese
Desembarcando o colesterol – Dr. Fernando Lucchese e Fernanda Lucchese
Desembarcando o diabetes – Dr. Fernando Lucchese
Desembarcando o sedentarismo – Dr. Fernando Lucchese e Cláudio Nogueira de Castro
Dieta mediterrânea com sabor brasileiro – Dr. Fernando Lucchese e José Antonio Pinheiro Machado
Fatos & mitos sobre sua saúde – Dr. Fernando Lucchese
Fatos & mitos sobre sua alimentação – Dr. Fernando Lucchese
Filhos sadios, pais felizes – Dr. Ronald Pagnoncelli
Mais fatos & mitos sobre sua saúde – Dr. Fernando Lucchese
Para entender o adolescente – Dr. Ronald Pagnoncelli
Pílulas para prolongar a juventude – Dr. Fernando Lucchese
Pílulas para viver melhor – Dr. Fernando Lucchese
Sexo: muito prazer – Laura Meyer da Silva

Dr. Fernando Lucchese

Fatos & Mitos
sobre sua
alimentação

www.lpm.com.br

L&PM POCKET

Coleção **L&PM** POCKET, vol. 984
Série saúde/16

Texto de acordo com a nova ortografia.

Primeira edição na Coleção **L&PM** POCKET: outubro de 2011

Capa: Marco Cena
Preparação: Sandro Andretta
Revisão: Fernanda Lisbôa e Patrícia Rocha

CIP-Brasil. Catalogação na Fonte
Sindicato Nacional dos Editores de Livros, RJ

L967f

Lucchese, Fernando A. (Fernando Antônio), 1947-
  Fatos & Mitos sobre sua alimentação / Fernando Lucchese. – Porto Alegre, RS: L&PM, 2011.
  176p. : il. – (Coleção L&PM POCKET, v.984)

  Inclui índice
  ISBN 978-85-254-2513-3

  1. Alimentos - Miscelânea. I. Título. II. Série.

11-6588.   CDD: 613.2
                        CDU: 613.2

© Fernando Lucchese, 2011

Todos os direitos desta edição reservados a L&PM Editores
Rua Comendador Coruja, 314, loja 9 – Floresta – 90.220-180
Porto Alegre – RS – Brasil / Fone: 51.3225.5777 – Fax: 51.3221.5380

Pedidos & Depto. Comercial: vendas@lpm.com.br
Fale conosco: info@lpm.com.br
www.lpm.com.br

Impresso no Brasil
Primavera de 2011

Sumário

Capítulo 1
Fatos & mitos curiosos: novos conceitos que devem ser compreendidos 7

Capítulo 2
Fatos & mitos sobre os alimentos e sua digestão 46

Capítulo 3
Fatos & mitos sobre perda de peso e obesidade 56

Capítulo 4
Fatos & mitos para evitar doenças através da alimentação 78

Capítulo 5
Fatos & mitos sobre cálculos renais 98

Capítulo 6
Fatos & mitos sobre alimentos 101

Capítulo 7
Fatos & mitos sobre o leite 133

Capítulo 8
Fatos & mitos sobre o café 142

CAPÍTULO 9
Fatos & mitos sobre a carne bovina
e outras carnes 148

CAPÍTULO 10
Fatos & mitos sobre o forno de micro-ondas.........161

ÍNDICE REMISSIVO 167

SOBRE O AUTOR 173

Capítulo 1
Fatos & mitos curiosos: novos
conceitos que devem ser compreendidos

Alergia é muito comum.

FATO Alergia é a resposta imunológica do organismo contra um agressor externo (chamado alérgeno). Os agressores podem ser pó, pólen, detergentes, agentes químicos contidos em cremes de barbear ou sabonetes. Qualquer coisa externa ao organismo pode causar alergia. Mudanças de temperatura e umidade, por exemplo, podem provocar espirros. Pó ou pólen, também. Às vezes, o organismo se adapta; outras, responde sempre igual, com alergia.

Qualquer alimento pode provocar alergia.

FATO É impressionante, mas uma em cada três pessoas tem algum tipo de alergia. Muitos desconhecem suas alergias.
A substância que provoca a alergia é chamada de alérgeno. Quando há contato do corpo com o alérgeno, há a produção de uma

proteína chamada anticorpo para anular a ação do alérgeno. Geralmente, o contato com uma proteína estranha produz histamina, uma substância que causa inflamação no organismo. A histamina é um poderoso irritante dos tecidos. Aumenta a produção de secreção no nariz, causa vermelhidão na pele, entre dezenas de outras ações. Você conhece a histamina da sua última gripe, quando teve que tomar anti-histamínico para aliviar os sintomas de congestão nasal e mal-estar. O anti-histamínico também serve para tratar as alergias alimentares.

Alguns alimentos causam mais alergia do que outros.

A lista dos mais culpados é a seguinte: trigo, centeio, aveia e cevada devido ao glúten. E mais: derivados do leite, ovos, frutas cítricas, chás, café, chocolate e soja. O teste para detectar alergia deve ser feito da seguinte maneira: fique dez dias sem ingerir qualquer um desses alimentos e depois recomece monitorando os resultados. Você pode ficar surpreso ao descobrir o bandido que vinha lhe causando diarreia, gases ou até cólicas há tanto tempo.

Existem alimentos que reduzem a progressão dos cabelos brancos.

MITO Existem tantos outros fatores envolvidos na progressão dos cabelos brancos que a alimentação acaba tendo pouca importância. Existe, sem dúvida, um fator genético: com frequência pai e filho branqueiam precocemente. Estresse é outra causa para redução da produção de melanina (o pigmento que dá cor aos cabelos). No branqueamento precoce do cabelo parece estar envolvida uma deficiência de complexo B, principalmente de vitamina B12. Não há evidência de que suplementá-la diariamente reduza o processo de branqueamento. Mas pelo menos distrai os mais ansiosos. De qualquer forma, sempre há certo charme no branqueamento precoce dos cabelos dos homens. Nas mulheres a solução é a tinta.

Se você tiver níveis normais de homocisteína no sangue, vai viver mais.

FATO Homocisteína é um aminoácido que existe no sangue, mas que em níveis muito altos indica maior risco de desenvolvimento de doenças degenerativas, principalmente doença cardíaca e acidentes vasculares cerebrais. A homocisteína é mantida em níveis adequados por um processo chamado metilação, que a converte em um aminoácido essencial para o organismo chamado metionina. O papel da alimentação é importante nesse processo porque alguns nutrientes, em especial as vitaminas do complexo B, intensificam a metilação e reduzem a homocisteína. À primeira vista, pode parecer que a natureza se enganou ao produzir homocisteína em excesso, mas não é o que ocorre. Tal como o colesterol, a homocisteína é necessária nos processos metabólicos do organismo. É a alimentação inadequada que faz subir os seus níveis perigosamente. Com o colesterol acontece a mesma coisa. A mudança dos hábitos alimentares do ser humano no último século, aumentando a ingestão de gorduras saturadas, gorduras trans, conservantes, carne vermelha, café etc., mudou também o nosso metabolismo. Homocisteína alta ocorre por grande consumo de carne, café, chá, álcool, fumo e sedentarismo. Mudanças no estilo de vida baixam a homocisteína.

Um estudo feito pela Universidade de Bergen, na Noruega, em 4.766 homens e mulheres entre 65 e 67 anos, medindo a homocisteína e acompanhando o grupo durante cinco anos, mostrou que a chance de morrer por qualquer causa aumentou em 50% para cada cinco unidades de acréscimo na homocisteína. Mas o contrário é verdadeiro: cada quatro unidades de queda da homocisteína reduz à metade a chance de morte pelas doenças mais comuns.

Os níveis considerados adequados vão até 15 mg%, mas, se a comparação com o colesterol é válida, quanto mais baixos esses níveis, melhor. No seu próximo check-up, inclua a homocisteína. E, se estiver alta, tome um suplemento de complexo B constituído de vitamina B6 (25 mg), vitamina B12 (500 mcg) e ácido fólico (1 mg). A alternativa é ingerir alimentos que contenham estes três componentes:

- Frutas: banana, maçã, manga, abacate, melancia, pêssego, melão, abóbora e frutas cítricas.

- Hortaliças: vegetais de folhas verdes, espinafre, brócolis, cenoura, aspargo, repolho, alface, mostarda, couve-de-bruxelas, rúcula, tomate, alho-poró e beterraba.

- Grãos: feijão, ervilha, soja, grão-de-bico.

- Carnes: fígado bovino, carne vermelha magra, peixe e frango.

- Outros: cogumelos, germe de trigo, farelo de trigo, aveia, castanhas, cereais integrais, gema de ovo, leite e derivados.

Para viver muito, hormônio do crescimento é melhor do que alimentação adequada.

MITO Hormônio do crescimento está na moda. Mas ele de fato retarda o envelhecimento? Como todos os hormônios, o organismo reduz sua produção com o passar dos anos, principalmente após os cinquenta. A dúvida é se devemos repor esses hormônios para vivermos mais. A reposição hormonal pode trazer algumas surpresas, como no caso do estrógeno, que aumentou a incidência de doenças cardiovasculares e de câncer de mama nas mulheres após a menopausa. Os aminoácidos existentes no hormônio do crescimento são os mesmos que compõem a proteína da carne. Como o organismo, no processo de digestão, fraciona as moléculas em partes menores para absorvê-las, os críticos dizem que não é diferente ingerir proteínas da carne. Elas terminarão se transformando em hormônios, pelos mecanismos metabólicos normais do nosso corpo. Exceto, é claro, se houver um déficit patológico na sua produção. Há estudos com o hormônio do crescimento mostrando poucos benefícios. Porém, a corrente favorável descreve maravilhas. Utilizando o princípio de que não existe nada mágico na longevidade, recomendamos moderação e cautela com essa e outras novidades já existentes ou ainda por aparecer. De fato, os efeitos colaterais descritos com o hormônio do crescimento são vários: retenção de líquidos, dor nas articulações, pancreatite, aumento da glicose no sangue e diabetes. Já estão descritos casos de sangramento digestivo com necessidade de cirurgia de urgência. A melhor forma de aumentar o hormônio do crescimento, como também todos os demais, é o exercício. A segunda forma é a alimentação adequada. É melhor reservar a reposição hormonal para quando houver uma deficiência específica identificada e tratada pelo endocrinologista.

EXISTEM ALIMENTOS QUE REDUZEM AS RUGAS DA PELE E RETARDAM O ENVELHECIMENTO.

FATO O processo de envelhecimento de todos os tecidos do corpo humano é a oxidação, que se assemelha à ferrugem dos metais que em contato com o ar se oxidam. A pele sofre muito com o fumo, a exposição ao sol e a poluição. A alimentação pode atenuar esse processo através do consumo de nutrientes antioxidantes como a vitamina A da cenoura e do tomate, a vitamina C das frutas e vegetais e a vitamina E das sementes e castanhas. Beber boa quantidade de líquido também é importante para manter a pele umedecida e com turgor natural. Evitar o sol é fundamental. Cremes hidratantes podem ser úteis, mas eles não têm o poder de penetração até as camadas de colágeno onde ocorrem as rugas.

A pele se renova quase inteiramente em vinte dias com importante participação das vitaminas B6 e B12 e do ácido fólico, que protegem o DNA na reprodução. Alimentação adequada e, talvez, suplementação de vitaminas A e E (antioxidantes) e do complexo B podem ajudar. Mais recentemente, o botox vem se popularizando como uma manobra rápida para terminar com as rugas sem esforço. Mas não me parece a forma mais natural de evitar o envelhecimento.

TODO ALIMENTO NATURAL É BOM PARA A SAÚDE.

MITO Um produto que é considerado natural não é necessariamente seguro para a saúde. Alguns produtos vendidos na televisão não são testados cientificamente para comprovar se são seguros ou mesmo eficientes. Verifique com seu médico antes de usar qualquer produto natural ou à base de ervas, ainda que seja apenas para emagrecimento. Você pode estar entrando numa fria motivado por um desses modismos. O chá chinês que fazia maravilhas no emagrecimento foi proibido pela Agência Nacional de Vigilância Sanitária (ANVISA) por conter uma substância chamada sibrutamina, que reduz o apetite. Não se jogue nas novidades, pois você pode estar sendo cobaia de algum maluco que resolveu enriquecer às suas custas.

GRÁVIDA COME POR DOIS, E, SE O DESEJO NÃO FOR ATENDIDO, O BEBÊ VAI NASCER COM ALGUMA MARCA.

MITO Este é um dos mitos mais populares. Em algumas culturas acredita-se, inclusive, que a coloração de alguns alimentos pode manchar a pele do bebê, e que alimentos "quentes" podem provocar aborto. A analogia com o aspecto dos alimentos também exerce grande efeito na exclusão de alguns deles, como, por exemplo, acreditar que comer ovos faz com que o bebê nasça careca ou que comer pata de caranguejo provoca malformação das pernas da criança. Não existem justificativas científicas para a exclusão desses ou de outros alimentos durante a gravidez e a amamentação. É recomendável que o peso e o estado nutricional da gestante sejam acompanhados, para evitar que uma dieta inadequada resulte em obesidade ou desnutrição.

Tudo que a mãe come vai para o leite e pode fazer mal ao bebê.

FATO Muitas mulheres acreditam que o consumo de determinados alimentos pode provocar gases, cólicas e até assaduras nas crianças. No Pará, por exemplo, as grávidas evitam comer, em uma mesma refeição, carne e frutos do mar com receio de que isso faça mal. Em outras regiões do Brasil, as lactantes não amamentam nos primeiros dias após o parto porque acreditam que o leite materno é "venenoso" ao bebê. Na realidade, o leite materno produzido nos primeiros dias após o parto (colostro) é rico em anticorpos e confere imunidade ao bebê.

De fato, tudo o que a mãe ingere, e o organismo metaboliza, em parte chega ao leite materno. Porém, isso não significa que fará mal ao bebê. Com exceção do consumo de bebidas alcoólicas, não se encontra respaldo científico suficiente que justifique a restrição total do consumo de refrigerantes, alimentos com cafeína, aditivos ou gordura, frutas ácidas, abóbora, cebolinha, repolho, alho, couve-flor, aspargos, peixes, carne de porco, feijão, abacate, ovo, leite, chocolate, pimenta e temperos picantes, que podem ser consumidos moderadamente dentro de uma alimentação balanceada durante a gravidez.

COMER CANJICA E BEBER CERVEJA PRETA AUMENTAM A QUANTIDADE E FORTALECEM O LEITE MATERNO.

MITO Ao contrário do que muitos imaginam, não existe leite fraco. Todas as mulheres, mesmo desnutridas, produzem leite com a mesma composição nutricional, capaz de satisfazer as necessidades do recém-nascido. Algumas crenças culturais ou familiares ressaltam a importância de consumir canjica, cerveja preta, leite, chá de folhas de algodoeiro, líquidos em abundância, mingau de arroz, caldos de galinha, feijão, peixe ou carne, açaí, sopa de fubá e arroz-doce para auxiliar o aleitamento materno. Contudo, não há explicações comprovadas de como seria a ação desses alimentos.

CRIANÇA COM BAIXO PESO OU PREMATURA NÃO DEVE SER AMAMENTADA.

MITO Todos os recém-nascidos, independentemente do peso ou da idade gestacional ao nascer, devem receber leite materno. Bebês prematuros ou com baixo peso, que ainda apresentem capacidade limitada de sugar e mamar normalmente, podem ser amamentados com leite tirado da mãe ou de um banco de leite, oferecido com colher ou copinho, por exemplo.

NOS INTERVALOS ENTRE AS MAMADAS É PRECISO DAR ÁGUA AO BEBÊ.

MITO — O leite humano supre todas as necessidades do bebê nos primeiros meses, inclusive a de água. Dar água, chás ou sucos ao bebê traz saciedade, levando à diminuição do número e da duração das mamadas, o que pode reduzir a produção do leite. Também pode causar diarreias e doenças no bebê, pois seu organismo ainda não está preparado para receber outro alimento que não seja o leite materno.

ALIMENTOS E NUTRIENTES SÃO A MESMA COISA.

MITO — Alimentos são produtos de origem animal, vegetal ou industrializados ingeridos por via oral. Exemplos: carnes, arroz, feijão e leite. Os nutrientes são as unidades básicas que compõem os alimentos e fornecem a energia necessária para a realização dos processos bioquímicos e fisiológicos do organismo. Esses processos são, por exemplo, a formação de tecidos, a reprodução etc. Exemplos de nutrientes: proteínas, carboidratos, lipídios, vitaminas e minerais.

Alguns nutrientes são essenciais.

FATO — Um nutriente só é essencial quando o organismo não pode produzi-lo e, portanto, precisa ser ingerido através da alimentação. São essenciais alguns tipos de aminoácidos que formam as proteínas, os minerais e as vitaminas, por exemplo. Os carboidratos não são essenciais, pois o organismo pode produzir alguns deles, como a glicose, sintetizada principalmente no fígado.

Uma criança que ingere alimentos além de suas necessidades crescerá mais.

MITO — O crescimento e o desenvolvimento da criança dependem de fatores genéticos e da nutrição. Uma dieta balanceada e diversificada permitirá o desenvolvimento normal da criança, de acordo com a informação genética herdada dos pais. A alimentação em excesso, sem um gasto de energia equivalente, pode ocasionar obesidade. Já uma alimentação deficiente impedirá que a criança atinja todo o seu potencial previsto no código genético, podendo ocorrer desnutrição. A dieta ideal inclui arroz, feijão, carne, ovos, leite, verduras e frutas em quantidades compatíveis com a necessidade de cada criança.

É NECESSÁRIO TOMAR COMPLEXOS VITAMÍNICOS PARA SE TER BOA SAÚDE.

MITO Complexo vitamínico é o conjunto de várias vitaminas em um mesmo comprimido ou cápsula. As vitaminas são substâncias essenciais – ou seja, nutrientes que o organismo não fabrica e que, portanto, precisam ser ingeridos todos os dias pela alimentação. Uma pessoa que tem uma alimentação balanceada terá as vitaminas necessárias para uma nutrição adequada, tornando dispensável a ingestão desses complexos.

INGESTÃO DE PROTEÍNA EM EXCESSO AUMENTA A MASSA MUSCULAR.

MITO A necessidade de proteína de um indivíduo sedentário tem um limite máximo de cerca de um grama de proteína por quilo de peso corporal. Assim, se uma pessoa pesa setenta quilos, precisa consumir no máximo setenta gramas de proteína diariamente. Os praticantes de atividade física necessitam aumentar a ingestão proteica em função do aumento da "queima" de proteínas para gerar energia durante o exercício e reparar as lesões nas fibras musculares. Os exercícios aeróbicos (correr, andar e nadar) fazem perder 1,2 g de proteína por quilo de peso corporal e os exercícios de força, até 1,8 g de proteína por quilo de peso corporal.

    O organismo utilizará apenas essa quantidade. Acima disso, a proteína será utilizada como fonte de energia e formará ureia no fígado, que por sua vez será eliminada pela urina através dos rins. Há evidências de que uma alimentação com excesso de proteína pode danificar os rins, devido à sobrecarga que esse órgão sofre para a eliminação da ureia. Geralmente, os suplementos proteicos são de origem animal, provenientes do leite ou do ovo, e por isto são caros. Se um indivíduo ingere uma dieta balanceada e diversificada, não precisará ingerir suplementação proteica. O aumento da massa muscular (hipertrofia) está relacionado com exercícios físicos localizados e não com a ingestão de proteína em excesso.

O CAFÉ DA MANHÃ É A REFEIÇÃO MAIS IMPORTANTE DO DIA.

Parece ser verdadeiro o fato de que o café da manhã é insubstituível. Os benefícios já constatados são: um nível mais elevado de energia durante o dia, maior capacidade de concentração e menor nível de estresse. Um estudo feito pela Harvard Medical School constatou que quem tomava café da manhã apresentava menos tendência à obesidade. Essa refeição costuma ser a maior fonte diária de alimentos integrais, como cereais e pães. No estado de Iowa (EUA), em 34 mil mulheres acompanhadas durante dez anos, observou-se que as que ingeriam pelo menos uma porção de alimentos integrais diariamente, no café da manhã, reduziram sua mortalidade em 25% durante o período do estudo. Portanto, o café da manhã é absolutamente necessário.

A VITAMINA B12 É FUNDAMENTAL PARA UMA VIDA SAUDÁVEL.

A maioria dos que optaram pela dieta vegetariana sabe que os vegetarianos vivem mais, têm menor incidência de câncer e menor risco de ataques e doenças do coração. As refeições vegetarianas (e vegans, inclusive) fornecem as quantidades adequadas de todos os nutrientes que precisamos – com exceção da vitamina B12, que é importante na produção de hemácias e na manutenção do sistema nervoso. A quantidade diária necessária de vitamina B12 é pequena, cerca de 2 mcg, mas os estudiosos acreditam que apenas 1 mcg/dia pode ser suficiente. A deficiência é rara, já que nosso organismo normalmente armazena suprimentos de B12 para vários anos, conservando-a e reabsorvendo-a na medida da necessidade. As fontes de B12 para vegetarianos incluem cereais, leite de soja e suplementos. Os lacto-ovo-vegetarianos que ingerem uma variedade de alimentos não têm problema em atender todas as necessidades vitamínicas, incluindo a B12. Os lactovegetarianos também têm pouca dificuldade em obter B12 em suas dietas. Entretanto, os vegans que não comem nenhum alimento de origem animal podem sofrer de deficiência de B12 se não incluírem uma fonte dessa vitamina em suas dietas.

Bebida gelada provoca dor de garganta.

Após cirurgia de amídalas, é recomendada a ingestão de sorvete para reduzir o edema e a inflamação provocados pela cirurgia. Seria surpreendente que em situações normais bebida gelada provocasse dor de garganta. Essa dor sempre é provocada por inflamação, quase sempre causada por infecção viral ou bacteriana.

O vírus da gripe tem predileção pela garganta e frequentemente provoca esse tipo de dor. Já a presença de bactéria é mais complicada, pois surgem placas esbranquiçadas na faringe, geralmente sobre as amídalas, às vezes chegando até a laringe, que é o órgão formador da voz, onde se encontram as cordas vocais. Por isso a rouquidão.

O problema é que, com frequência, uma infecção viral se contamina com bactérias, agravando o quadro. E bactérias na garganta complicam tudo, pois podem provocar em jovens uma doença chamada febre reumática, que destrói as válvulas do coração. Ou até doença nos rins. Portanto, todas as infecções de garganta devem ser levadas a sério. Seu médico poderá, inclusive, lhe prescrever antibióticos. Em crianças, esse problema torna-se ainda mais crítico. Por isso, é preciso redobrar a atenção.

Mas, então, a garganta pode ou não doer após a ingestão de uma bebida gelada? Pode. Há pessoas alérgicas ao frio que, ao ingerirem qualquer tipo de alimento gelado, apresentam uma reação inflamatória na garganta, seguida de dor. É por isso que devemos respeitar os queixosos, pois eles podem estar realmente desconfortáveis após aquela cervejinha gelada que você apreciou tanto. Porém, como não se trata de uma infecção, eles devem melhorar logo. Mas, se continuarem se queixando além da conta, é melhor você procurar outros companheiros de bar.

Tomar cerveja gelada no sol dá dor de cabeça.

MITO O sol pode provocar dor de cabeça pela dilatação dos vasos cerebrais que o calor provoca, mas a cerveja gelada nada tem a ver com isso. Aliás, ela pode ser um santo remédio para aliviar o calor e repor a sudorese e o desconforto. Porém, os limites são claros. Três copos de cerveja por dia são o suficiente. Falei três copos, não três garrafas. Beba com moderação. Mas, se você tem tendência ao alcoolismo, fala muito em bebida, aprecia seus drinques acima da média dos amigos, o melhor é não beber. Pode ser um caminho sem volta. Em caso de dúvida, vá de água gelada, que ainda é o melhor mata-sede que existe.

Vinho branco pode dar dor de cabeça.

FATO No vinho branco existem algumas substâncias que desencadeiam cefaleias e enxaquecas, mas são reações individuais. Há pessoas que não sentem nada disso. Outras só são sensíveis aos espumantes. O vinho tinto parece provocar menos cefaleias, porque as substâncias que causam os sintomas encontram-se em quantidades menores nele, podendo até mesmo estar ausentes. O vinho não conta com a unanimidade do gosto popular. Muitos até o apreciam, mas são impedidos de bebê-lo porque depois apresentam dores de cabeça ou até sintomas digestivos como acidez gástrica e azia. Uma pena, porque o vinho é uma bebida saudável.

MISTURAR CERVEJA COM OUTRAS BEBIDAS ALCOÓLICAS EMBEBEDA MAIS RÁPIDO.

Tradicionalmente, sabemos que a mistura de bebidas alcoólicas diferentes potencializa a ação do álcool. Há, ainda, um agravante. Se as bebidas tiverem alguma quantidade de glicose e carboidrato, certamente a ação do álcool ficará mais vigorosa. É o que observamos na ingestão de doses generosas de diferentes licores açucarados, pois a glicose facilita a absorção do álcool.

PODE-SE COMER ANTES DE FAZER EXERCÍCIOS.

Não se deve fazer exercícios em jejum, porque pode ocorrer queda da glicose no sangue (hipoglicemia) e até desmaio. A questão é o tipo de alimentação a ser usada antes do exercício. Deve ser leve e baseada em carboidratos, pois eles liberam energia para o organismo imediatamente. Os atletas que se exercitam por longas horas costumam alimentar-se com massas de grão duro, de absorção lenta e contínua. Para quem faz exercícios aeróbicos normais, é suficiente um pequeno lanche constituído de sanduíche, iogurte e sucos. Barras de cereal também vêm tornando-se muito populares entre atletas e amadores.

Comer laranja sob o sol dá diarreia.

São muitos os mitos gerados pela ingestão de líquidos, frutas e bebidas alcoólicas sob o sol. Mas nenhum tem sustentação. Tudo depende da disposição da pessoa, da intensidade do sol, do que o indivíduo já bebeu anteriormente etc.

Cozinhar em panela de ferro aumenta a absorção do ferro e seu nível no sangue.

Este não é um mito, é um fato. Cozinhar em panela de ferro agrega ferro aos alimentos e, em consequência, ao sangue uma vez que há migração do nutriente da panela para os alimentos. O ferro é um micronutriente essencial à saúde e, portanto, deve ser ingerido diariamente através da dieta (carnes e derivados, e vegetais de folhas escuras). Distribuído em todas as células, o ferro cumpre funções relevantes. Ele faz parte da hemoglobina (glóbulos vermelhos), responsável pelo transporte de oxigênio a todas as células do organismo. A deficiência de ferro acarreta anemia ferropriva, diminuição de resistência contra infecções, anomalias do sistema nervoso e diminuição da capacidade de trabalho. No Brasil a anemia ferropriva constitui um problema de saúde pública, atingindo especialmente as crianças e mulheres de todas as camadas sociais. Devido ao tipo de dieta atual, rica em proteínas e grãos, já ingerimos grande quantidade de ferro. Isso aumenta a ferritina em nosso sangue, provocando uma série de reações metabólicas, com aumento final na produção de células vermelhas.

Todos conhecemos indivíduos de bochechas avermelhadas; eles provavelmente têm ferritina muito alta. O único tratamento para isso é doar sangue, para diminuir a hemoglobina. Em tempo: ferritina elevada é uma das causas de problemas de fígado e coração, e também de depressão.

A dieta das classes sociais de baixa renda encurta a vida.

FATO — Aparentemente sim, porque se baseia em produtos de baixo preço, em geral de má qualidade, que contêm gorduras trans (como margarinas, salgadinhos, bolachas) e gorduras saturadas (como embutidos e frituras). O uso indiscriminado de gorduras de má qualidade, sem dúvida, acelera a formação de aterosclerose. Além disso, é nas populações mais pobres que existe maior consumo de álcool de pior qualidade e de fumo.

Comer cenoura em grande quantidade bronzeia a pele.

FATO — O caroteno imprime sua coloração bronze-avermelhada à pele das crianças que tomam suco de cenoura diariamente. No adulto, o mesmo fenômeno acontece em escala menor, devido ao volume de caroteno em relação à extensão da pele.

PRECISAMOS BEBER OITO COPOS D'ÁGUA POR DIA.

MITO Não existe nenhuma evidência provando que necessitamos de dois litros de água por dia (o que dá aproximadamente oito copos). Os fisiologistas revisaram todos os aspectos deste problema e não conseguiram suporte a tal teoria. O que regula a necessidade de líquidos é a sede. Ingerimos água através do leite, das verduras, do café etc. Mas a complementação com água pura também é importante. O parâmetro deve ser uma urina clara, transparente como água. Se for mais concentrada, de cor amarela forte, mostra a necessidade de aumentar a quantidade de ingestão de água. Mas oito copos por dia pode ser um exagero.

DORMIR DE ESTÔMAGO VAZIO NÃO É BOA IDEIA.

FATO Depois do jantar é bom caminhar. Mas antes de dormir, horas depois do jantar e já com o estômago vazio, é saudável forrá-lo com algum produto neutro: gelatina ou leite, por exemplo. A presença no estômago de algum alimento saudável determina uma menor produção de ácido clorídrico, o que favorece um sono mais reparador. Além disso, o leite contém triptofano e melatonina, dois sedativos naturais de excelente qualidade.

Uma porção de gelatina ou um pequeno lanche antes de dormir forra o estômago e facilita o sono. Estômago vazio produz ácido clorídrico, que fica atuando sobre suas paredes, danificando as células. A presença do alimento atenua isso.

A BARRIGA RONCA QUANDO TEMOS FOME.

O ronco da barriga é causado pela movimentação gastrointestinal. Nos intestinos sempre há gases e líquido em movimento, causando um ruído característico. Quando estamos com fome, o aparelho digestivo recebe uma ordem do cérebro: "Esteja preparado. Aí vem alimento". E o estômago e o intestino põem-se a funcionar. Depois de a pessoa ter se alimentado, o intestino recebe uma ordem do estômago: "Estou trabalhando. O próximo será você. Prepare-se". E mais ruídos são produzidos. Se nos alimentarmos em horários definidos, o ronco ocorrerá pontualmente, como um relógio lembrando-nos da necessidade de alimento.

VITAMINA EM EXCESSO NÃO FAZ MAL.

Normalmente, o excesso de vitaminas que ingerimos sai pela urina, que fica de cor amarela forte e com cheiro intenso. Porém, o excesso de vitamina

A e de betacaroteno pode ser prejudicial à saúde. Em doses acima de 2.500 unidades internacionais (UI), ela deixa de ser antioxidante e passa a ter efeito contrário, acelerando o envelhecimento celular e aumentando a incidência de aterosclerose e câncer de pulmão. Portanto, 2.500 UI diárias de vitamina A são suficientes. Além disso, você sabe qual é a maior fonte natural de vitaminas no mundo? É o xixi dos americanos, que são os maiores consumidores de vitaminas e terminam eliminando pela urina o excesso que não é absorvido.

Cerveja preta aumenta o leite materno.

MITO — Não há nenhum estudo sobre cerveja preta em amamentação. Mas alguma lógica existe. A cerveja contém cevada, uma fonte de proteína, fibras e vitaminas. Além de água, é claro! Por isso, é possível que aumente a produção de leite.

Comer fruta verde causa dor de barriga.

FATO — Algumas frutas são extremamente ácidas quando ainda verdes e terminam provocando dores estomacais por ação da acidez sobre a mucosa do estômago. Por isso, não é recomendável comer frutas verdes.

NENHUM ALIMENTO É MUITO BOM OU MUITO RUIM. O QUE FAZ A DIFERENÇA É A QUANTIDADE.

MITO Há alimentos ruins. São os que provocam inflamação no organismo, são muito calóricos, sem nutrientes, transformam-se facilmente em gordura abdominal e aumentam o peso e a fome. Por outro lado, alimentos saudáveis reduzem a fome, estão carregados de nutrientes bons para a saúde e não aumentam o peso. Tiram a fome sem engordar. Os alimentos ruins envelhecem o corpo, os saudáveis o mantêm jovem. Não precisamos detalhar. Todos nós sabemos que os alimentos saudáveis são frutas, legumes, verduras, grãos integrais, peixes e aves etc. E os ruins? É só olhar para o fast-food da esquina. As quantidades são completamente diferentes. Ninguém consegue exagerar em frutas e verduras por muito tempo. Mas as batatas fritas... comer e coçar, é só começar.

Alimentos ruins provocam inflamação no organismo.

FATO Inflamação é o processo de resposta do organismo a alguma agressão externa. Imagine um espinho no pé e as consequências que ele provoca. O mesmo ocorre quando introduzimos maus alimentos no organismo (fritura, gordura animal, açúcar, farinha de trigo refinada etc.). Maus alimentos são maus elementos. O organismo reage se defendendo. As células de gordura se inflamam, ficam inchadas e se entopem de mais gordura. A gordura abdominal aumenta ainda mais.

Bons alimentos desinflamam o organismo.

FATO São também chamados de antioxidantes e, em geral, são responsáveis pela cor, pelo sabor e pelo odor dos alimentos. Exemplos mais conhecidos: (1) resveratrol da casca da uva (daí a cor), presente no vinho tinto e no suco de uva; (2) isoflavonas da soja e seus derivados; (3) semente de linhaça ou centeio; (4) polifenóis dos chás, cafés, frutas e vegetais; (5) glucosicolatos dos vegetais crucíferos, como brócolis e couve-flor; (6) quercitina do alho, cebola, couve e espinafre;

(7) cacau do chocolate amargo; (8) Ômega-3 do óleo de peixe e das nozes.

Nosso humor não influi no que preferimos comer.

MITO Aparentemente é o contrário. O nosso humor influi nas nossas escolhas. Por exemplo: quando estamos deprimidos, preferimos doces; quando estamos bravos, preferimos carne. A ansiedade nos faz pensar em comer doces leves como o sorvete. Se estressados, vamos para os salgados. Se nos sentimos sós, preferimos massas. Pode ser folclore, mas existe certamente um fundo de verdade. Sabemos que o açúcar estimula a produção de serotonina, o hormônio do humor. Por isso os depressivos comem mais açúcar.

Os complexos vitamínicos ajudam a corrigir os erros da alimentação.

FATO Porém, algumas dosagens devem ser conferidas no complexo a ser escolhido. Por exemplo, o ideal é ingerir 1.200 mg de cálcio por dia, 600 UI de vitamina D, 400 mg de magnésio e 300 mg de ácido pantotênico (vitamina B5). Há quem sugira também 2 g diários de Ômega-3. Acredito ser uma boa ideia. No entanto, não podemos esquecer que os excessos devem ser evitados.

GORDURA VICIA DA MESMA FORMA QUE A MACONHA.

Um estudo recente da Universidade da Califórnia (EUA) revelou que a ingestão de alimentos gordurosos libera endocanabinoides no intestino. Qualquer semelhança do termo com *Cannabis sativa*, a planta da maconha, não é coincidência. A gordura provoca a mesma sensação da larica, o apetite voraz produzido pela maconha. Provavelmente, o que acontece é que a gordura dá origem ao produto químico chamado endocanabinoide no intestino, que tem fórmula semelhante à da maconha e reduz a mensagem de saciedade para o cérebro. E continuamos comendo, associando a sensação de prazer gerada pelos endocanabinoides.

A INGESTÃO DE SAL, GORDURA E AÇÚCAR ATIVA OS CENTROS DE PRAZER NO CÉREBRO.

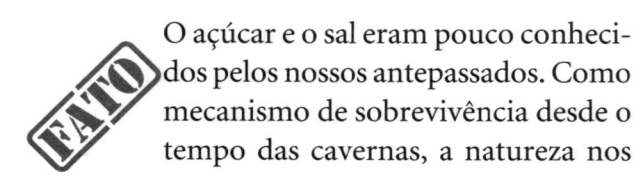

O açúcar e o sal eram pouco conhecidos pelos nossos antepassados. Como mecanismo de sobrevivência desde o tempo das cavernas, a natureza nos brindou com estímulos à utilização de alguns alimentos que provocam prazer em nosso cérebro. A ingestão de sal, açúcar e gordura estimula a produção de um neurotransmissor chamado dopamina, que é responsável pela sensação de felicidade e bem-estar. Açúcar ou carboidratos refinados que se transformam rapidamente em açúcar liberam dopamina no cérebro, estimulando um círculo vicioso que nos impele a comer mais açúcar e carboidratos. O mesmo acontece com os alimentos gordurosos. Por isso, facilmente perdemos o controle e comemos demais. Surpresa! A associação de gordura e açúcar provoca prazer ainda mais intenso. Eis por que ninguém resiste a certos doces.

Sentir o cheiro de comida ou passar em frente a um bom restaurante já faz você sentir prazer.

E daí para sentar e comer demais é um pulo. A sensação de prazer bloqueia a racionalidade e facilmente nos deixamos levar pela correnteza. Estudos demonstram que só a visualização de um belo prato de comida ativa os centros cerebrais do prazer. Surpresa! São os mesmos centros ativados pelo vício em drogas.

O prazer causado pelo cheiro dos alimentos pode ser maior do que o de comê-los.

FATO — A sábia natureza utiliza o odor para nos incentivar a comer. Os centros cerebrais do prazer são ativados liberando dopamina, o químico da felicidade e do bem-estar, e por isso começamos a comer. A surpresa está no fato de que, comendo, temos menor ativação dos referidos centros. Por isso comemos mais do que devemos para compensar essa diminuição no prazer. Até mais do que necessitamos, pois o instinto de preservação está bloqueado, vencendo o de sobrevivência. E, ao comermos muito, além da dopamina, substâncias opioides estimulantes também são liberadas, e por isso comemos mais e mais.

Existem alimentos com calorias negativas.

MITO — Não existe alimento que tire calorias do organismo em vez de fornecê-las. Existem, isto sim, alimentos que requerem mais energia para serem digeridos, aumentando o nosso gasto metabólico, como o café e o chá-verde, mas não chegam a influenciar na perda de peso. O conceito de alimento de calorias negativas é baseado na busca de alimentos com baixíssima caloria que, ao serem ingeridos pela mastigação e digestão, consumiriam mais calorias do que teriam fornecido. Fala-se muito no aipo, que tem apenas dez calorias por talo. Mas também podem ser citados o repolho, a alface e o pepino.

Chocolate é estimulante e afrodisíaco.

O chocolate contém cafeína e teobromina, que são estimulantes. Contém também triptofano, que é um dos formadores da serotonina, um neurotransmissor responsável pela sensação de prazer. Se é afrodisíaco, é difícil de dizer. Mas, sem dúvida, o chocolate é estimulante. (FATO PARCIAL)

Ostras são afrodisíacas.

Porém, como as ostras são ricas em zinco e a deficiência de zinco se relaciona com impotência, é lógico que se ache que ostras são afrodisíacas. Mas não existe nada comprovado.

A SAÚDE ESTÁ NOS PIGMENTOS DAS FRUTAS E DAS FLORES.

FATO O que chama a atenção é o poder dos pigmentos no combate preventivo a doenças. Basta lembrar a quercitina e o resveratrol da casca da uva, os flavonoides da cebola e o licopeno das frutas vermelhas. Pigmentos são antioxidantes poderosos. Flores ainda são pouco usadas na dieta, mas certamente o futuro nos mostrará como algumas são carregadas de pigmentos saudáveis. E podem ser ingeridas.

ALIMENTOS ANTIOXIDANTES PROLONGAM A VIDA.

FATO Alimentos antioxidantes eliminam os radicais livres que são elementos nocivos às células que circulam em nosso sangue. O processo de oxidação no organismo pode ser também chamado de envelhecimento. Todos nós passamos por isso, porém os que conseguem retardar esse processo permanecem jovens por mais tempo. Existem alguns alimentos que são reconhecidos como potentes antioxidantes. Vamos a alguns exemplos: cenoura e tomate, devido à vitamina A; frutas e vegetais, em especial brócolis, devido, principalmente, à vitamina C; sementes, grãos, nozes e peixes, devido à vitamina E; frutas vermelhas, devido ao licopeno. Existem muitos suplementos nutricionais que incluem todos esses antioxidantes e ainda outros, como a coenzima Q10, o glutation, o ácido alfalipoico etc. Mas não há nada melhor do que ingerir os alimentos naturais. Prefira-os aos comprimidos artificiais.

Dieta é coisa pessoal.

FATO Assim como cada pessoa tem hábitos diferentes, os gostos também variam. Uma dieta não pode ser simplesmente copiada por todas as pessoas e obter sucesso. Cada um deve ter a sua dieta e os seus próprios hábitos alimentares. Os modismos fazem todos seguirem alguma ideia nova e por isso surgem a todo momento novas dietas milagrosas. O importante é manter uma alimentação variada e rica em nutrientes, mas sempre respeitando os gostos pessoais.

O provérbio está certo: café de rei, almoço de príncipe e jantar de pobre.

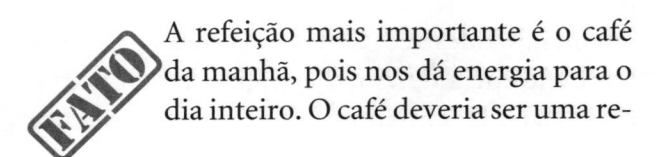

FATO A refeição mais importante é o café da manhã, pois nos dá energia para o dia inteiro. O café deveria ser uma refeição completa, porém no nosso país este hábito é pouco difundido. Acordamos tarde, bebemos qualquer coisa e saímos correndo, geralmente atrasados, para trabalhar. Por isso comemos mais no almoço e no jantar. O almoço deveria ser constituído por uma refeição leve, como saladas e grelhados em quantidade moderada. Os carboidratos do almoço dificultam a tarde, devido à sensação de plenitude que provocam. O jantar, as pessoas mais inteligentes têm substituído por uma refeição leve, sem carnes, de digestão mais rápida. Há quem prefira café e sanduíches. Nos intervalos das três refeições, uma fruta pode ser um lanche saudável. Mas o importante é sempre sair da mesa saciado, e não estufado.

Suplementos vitamínicos são essenciais para quem quer ter uma vida longa.

Este é um terreno controverso. Há médicos que consideram desnecessário suplementar vitaminas. Há outros que insistem em prescrevê-las para os pacientes. O que se sabe ao certo é que nem todos os nutrientes são ingeridos diariamente nas quantidades necessárias. Por exemplo, fala-se em deficiência de zinco e selênio na alimentação diária. Quem come diariamente alimentos industrializados deve considerar o uso de suplementos. Quem se alimenta de produtos naturais vindos diretamente da horta provavelmente não necessita de suplementos. A verdade é que esses suplementos não engordam e, quando ingeridos em excesso, são eliminados pela urina. (MITO PROVÁVEL OU FATO PARCIAL)

COLESTEROL É DESNECESSÁRIO.

Ao contrário. O colesterol é fundamental para a atividade cerebral e para a produção de hormônios masculinos e femininos, como testosterona, estrógeno e progesterona. Evitar alimentos ricos em colesterol, como ovos, contribui pouco para baixar os seus níveis quando estão muito altos no sangue, porque a maior parte dele é produzida pelo fígado. O que se sabe é que níveis elevados demais estão correlacionados com maior número de infartos e derrames por obstrução progressiva das artérias coronárias e cerebrais. O que realmente faz mal é o colesterol oxidado das frituras de toda espécie. Por isso ovos quentes são melhores do que fritos. Porém, se o seu colesterol está elevado, não brinque com frituras e gorduras saturadas.

Você tira tudo o que precisa de uma dieta normal.

FATO Há raros nutrientes que não são ingeridos em uma dieta normal. O problema é que também são ingeridos excessos de gorduras e carboidratos, e com isso há aumento de peso. Por exemplo, com o excesso de gordura saturada, o peso de populações tradicionalmente magras vem aumentando. É o caso dos indígenas da Polinésia, que foram magros por centenas de anos e agora, com a mudança dos hábitos alimentares, vêm aumentando o peso. A obesidade é a maior epidemia do mundo atualmente.

Ler a informação nutricional nos rótulos de alimentos ajuda a ter uma alimentação saudável.

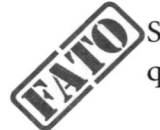

FATO Sempre leia o rótulo dos alimentos que você compra.

A dieta ideal existe.

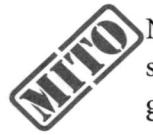

MITO Não existe a dieta ideal. A dieta deve ser personalizada de acordo com o gosto da pessoa. A que mais se aproxima do ideal é a mediterrânea, porque se baseia em grãos naturais, peixes, óleo de oliva e vinho. Mas nem todos gostam desses ingredientes. A dieta mediterrânea é, sem dúvida, a mais saudável para o coração. Nos países mediterrâneos há menos infartos, mas isso também se deve a outros componentes do estilo de vida saudável que contribuem para a maior longevidade daqueles povos.

O MODO DE PREPARO PODE TORNAR O ALIMENTO MAIS OU MENOS SAUDÁVEL.

FATO Camarão grelhado tem menos gordura do que o frito. Da mesma forma, o peito de frango frito tem dois terços mais gordura saturada do que o grelhado. Carne de panela é rica em gordura, pois o molho é constituído pela gordura retirada da carne pelo calor do cozimento. Torna-se muito mais saudável se jogarmos esse molho fora e colocarmos os pedaços de carne em um molho saudável de tomate e cebola.

Capítulo 2
Fatos & mitos sobre os alimentos e sua digestão

Prisão de ventre ou constipação se cura com alimentos.

FATO A tendência à constipação é pessoal e, às vezes, geneticamente transmissível. Muitas pessoas têm a tendência a diarreias inexplicadas, ou pelo menos fezes líquidas. Em contrapartida, outras tendem a passar dois, três ou até mais dias sem evacuar. Obviamente, a primeira atitude é uma consulta ao médico para afastar a existência de pólipos ou divertículos no intestino. Se houve alteração nos hábitos alimentares recentemente, o médico deverá investigar o motivo por endoscopia. Se for uma tendência pessoal, sem nada errado com o intestino, deve ser iniciada uma dieta rica em fibras com frutas frescas, vegetais, feijão, lentilha e grãos integrais como arroz e aveia. Tomar 1,5 litro de água por dia é também recomendável. Ao mesmo tempo, deve-se investigar se algum alimento está agravando a prisão de ventre. O suspeito mais comum é o trigo, devendo-se evitar pães e cereais que o contenham, como farinhas, pizza, biscoitos, bolos etc. Os substitutos naturais são o pão de centeio e os cereais e bolos feitos com aveia. Se for identificada intolerância ao glúten, todos os grãos devem ser evitados.

O uso de laxantes não é o mais indicado, pois termina causando um fenômeno de dependência às vezes tão desagradável quanto a própria prisão de ventre.

AZIA PODE NADA TER A VER COM OS ALIMENTOS QUE VOCÊ INGERIU.

A acidez gástrica, popularmente conhecida como azia, tem sua origem principal no refluxo de conteúdo do estômago para o esôfago. Muitas pessoas nem sabem o que é azia. Porém, a maioria já teve problemas de "queimação". A secreção gástrica é constituída principalmente por ácido clorídrico, que tem a função de digerir os alimentos. A mucosa de revestimento do estômago é forte o suficiente para suportar o ácido, mas a do esôfago não. Quando algum ácido reflui para o esôfago, ocorre a queimação. Algumas pessoas têm a válvula entre o estômago e o esôfago muito aberta, o que permite deixar refluir facilmente o conteúdo do estômago, principalmente ao deitar-se à noite. Para elas, o melhor é levantar o pé da cama e dormir em um plano inclinado. Essa situação é chamada de hérnia de hiato, e você provavelmente já ouviu falar dela. Uma parte do estômago desliza para dentro do tórax, causando muito refluxo. Nessa condição, além do tratamento médico e de levantar a cabeceira da cama, é recomendável não deitar logo após ingerir alimentos. Caminhar depois do jantar é uma recomendação saudável.

Azia pode ser causada por alimentos ácidos.

FATO Mas não só por eles. Além do vinagre, do vinho e das bebidas alcoólicas, existe uma longa lista de alimentos que causam azia por aumentar a acidez gástrica. No entanto, alguns alimentos que pioram a azia de certas pessoas não causam qualquer desconforto em outras. Não se sabe o porquê disso. Porém, há grupos de alimentos que, ao fermentar no estômago, produzem ácidos que geralmente causam azia em quem quer que seja. Os doces com grande quantidade de açúcar são um exemplo.

EXERCÍCIO COM ESTÔMAGO VAZIO MELHORA O DESEMPENHO.

MITO Você deve sempre comer antes de se exercitar. Seu desempenho melhorará e você evitará a possibilidade de hipoglicemia, que é a queda da glicose no sangue causando tontura, náusea, sudorese fria e até desmaio.

UMA COLHER DE AZEITE DE OLIVA PELA MANHÃ MELHORA A FUNÇÃO INTESTINAL.

MITO Os óleos, de modo geral, funcionam como laxantes. Existe um velho conceito de "intestino limpo" entre os mais idosos, talvez transmitido por gerações anteriores. No passado, não se admitia passar mais de um dia sem evacuações intestinais, o que fazia o uso de laxantes ser extremamente comum. Mas o uso pródigo de laxantes faz o intestino tornar-se dependente deles, e por isso não é recomendável. Sob o ponto de vista do metabolismo, o uso diário de até três colheres de azeite de oliva parece ser benéfico para regular os lipídios, ou seja, as gorduras do sangue. O azeite de oliva estimula a elevação do chamado colesterol bom (HDL). Mas não há dúvida de que é muito melhor ingeri-lo como tempero de saladas. Até porque o azeite de oliva puro pode provocar náuseas.

Comer fruta quente dá diarreia.

MITO Com frequência, nas sobremesas, as frutas são aquecidas e não causam diarreia. Este é um conselho provavelmente dado por uma mãe para evitar que seus filhos comessem frutas no pomar, onde elas apanham sol direto, sem os cuidados necessários de higiene.

Comer casca de fruta dá prisão de ventre.

MITO Parece ser exatamente o contrário. Na maioria das frutas, as fibras estão na casca. A maçã, por exemplo, tem pectina na casca, uma substância que facilita o trânsito intestinal. As fibras são carboidratos complexos que realmente atuam na digestão dos alimentos, tornando o conteúdo intestinal mais macio e mais fácil de transitar. Frutas são sempre indicadas, com casca ou sem casca.

COMER FRUTA SEM LAVAR DÁ DIARREIA.

FATO Qualquer vegetal não higienizado adequadamente pode causar diarreia, devido às bactérias existentes no solo.

Nas frutas, além desses micro-organismos, há um sem-número de outros trazidos por insetos, pássaros etc. Sem falar na ameaça dos defensivos agrícolas, igualmente perigosos, pois podem causar intoxicações de duração mais longa. Lavar frutas e vegetais é uma regra que jamais deve ser transgredida, mesmo quando se está com pressa.

ALIMENTOS COM FIBRAS MELHORAM O FUNCIONAMENTO DO INTESTINO.

FATO Fibras são carboidratos complexos, disponíveis principalmente em algumas leguminosas, como grãos integrais, frutas, verduras etc. Algumas são digeridas no aparelho digestivo, outras são inabsorvíveis. Elas são importantes porque, além de tornarem o bolo fecal mais maleável, facilitando o trânsito pelo intestino, também se prendem a moléculas de gordura, eliminando-as pelas fezes. Portanto, ingerir fibras com regularidade é altamente recomendado.

Caminhar ajuda a digestão.

FATO Após as refeições, uma caminhada ajuda o trânsito dos alimentos pelo intestino. Comer e dormir em seguida é ruim, porque reduz a atividade digestiva no momento em que ela necessita estar mais ativa.

Exercícios pesados após o almoço são saudáveis.

MITO O extremo oposto a dormir após as refeições é executar exercícios intensos. Isso também não é saudável. Uma caminhada sem esforço provavelmente seja o melhor exercício após as refeições.

Tomar sol depois de comer prejudica a digestão.

MITO Não há uma contraindicação específica para tomar sol após as refeições, porém sabemos quão desconfortável isso pode se tornar. Comer ao sol e permanecer exposto a ele após a refeição pode ser motivo para o que os antigos chamavam de insolação, que nada mais é do que a dilatação generalizada dos vasos pelo excesso de calor, com tontura e até desmaio, devido à queda da pressão arterial.

TOMAR POUCO LÍQUIDO SEMPRE CAUSA PRISÃO DE VENTRE.

MITO — Pode causar, mas não é uma regra. Além disso, com pouco líquido, muitas funções do organismo estarão prejudicadas, pois a água, junto com o oxigênio, é o combustível para todas as reações metabólicas.

MELANCIA COM UVA OU COM LEITE, DOR DE BARRIGA NA CERTA.

MITO — Mais um mito popular que não pode ser explicado adequadamente. Lembro-me de meu avô molhando a melancia no vinho para torná-la mais interessante. Uva e melancia não apresentam incompatibilidades químicas. Claro que depende da dose. Qualquer fruta ingerida em grande quantidade termina dando dor de barriga, devido à grande fermentação que provoca. A associação de melancia com leite tem o mesmo resultado: nenhum. E também há um dito popular que diz:

"Melancia: de manhã é ouro, de tarde é prata, de noite mata". Felizmente, também não é verdade.

COMER BOLO OU PÃO QUENTE DÁ DOR DE BARRIGA.

MITO Hoje a nova moda dos restaurantes é aquecer o pão, liquidando, portanto, com este mito. Mas é compreensível a razão pela qual ele foi criado. Imaginem as crianças ao redor do bolo quente tentando consumi-lo com a maior brevidade, na urgência que é própria delas. A única saída que a mãe encontra é dizer que bolo quente dá dor de barriga.

DORMIR LOGO APÓS O JANTAR É SAUDÁVEL.

MITO Logo após qualquer refeição, o mais saudável é caminhar, movimentar-se, não permanecer sentado ou dormir.

Ao dormir, desativamos parte de nosso metabolismo, e algumas funções podem ser necessárias para a digestão, que fica mais prolongada e mais difícil.

AZIA E REFLUXO GÁSTRICO SE RESOLVEM COM ALIMENTAÇÃO.

FATO. Para resolver problemas digestivos de refluxo e azia, além de não ficar mais de três horas sem se alimentar, deve-se esperar duas horas após o jantar para deitar. Caso contrário, o refluxo aparece. Há também o truque de colocar um tijolo debaixo dos pés da cama para elevar a cabeceira. Mas a escolha dos alimentos é crucial para evitar a azia e o refluxo. Devem-se evitar, principalmente à noite, alimentos gordurosos e frituras, frutas ácidas como laranja, limão e morango, vinagre, pimenta, mostarda e molhos industrializados de tomate, embutidos e carnes gordurosas, café, chá-preto, leite e bebidas alcoólicas e gasosas.

AMEIXAS MELHORAM PRISÃO DE VENTRE.

FATO. Ameixas contêm fibras que facilitam o trânsito intestinal. Mas também contêm antioxidantes e uma grande quantidade de potássio e ferro. Fazem bem para a saúde.

Capítulo 3
Fatos & mitos sobre perda de peso e obesidade

Ingerir gorduras em quantidade aumenta o peso com rapidez.

FATO Comparando o conteúdo calórico de carboidrato, proteína e gordura, grama por grama, a gordura engorda mais porque gera mais calorias. Um grama de proteína ou carboidrato fornece 4 calorias, mas a mesma quantidade de gordura fornece 9 calorias – mais que o dobro. Isso pode adicionar uma grande quantidade de calorias à sua dieta se você estiver comendo quantidades de gordura em cada refeição. Porém, não esqueça: existem gorduras saudáveis como a Ômega-3 e a Ômega-6, que são importantes para a dieta.

Comendo só carboidrato você não emagrece.

MITO Depende da quantidade e do tipo de carboidrato. A ingestão de carboidratos estimula principalmente a formação de dois hormônios: insulina e hormônio tireoidiano. De fato, uma adequada ingestão de carboidratos previne que os níveis do hormônio tireoidiano baixem (os hormônios da tireoide são produzidos pela glândula tireoide e são extremamente importantes no gerenciamento da queima de gordura). Já a insulina é produzida pelo pâncreas com o objetivo de queimar as calorias ingeridas. Carboidratos simples, como o açúcar e a farinha refinada (de pizza, por exemplo), estimulam a formação de maior quantidade de insulina e com isso a glicose sobe rapidamente no sangue. Uma parte é guardada no abdômen como gordura. Já os carboidratos complexos (massa de grão duro, por exemplo) são absorvidos lentamente, transformando-se em energia sem acúmulo de gordura. É o que comem os atletas que gastam grande quantidade de calorias na sua prática diária. Quando você está em uma dieta para emagrecer, pode manter a ingestão de carboidratos em torno de dois gramas por quilo de peso corporal por dia. Contudo, se quiser ficar bem magro(a) mesmo, as dietas com menos carboidratos são mais eficazes.

DORMIR APÓS O JANTAR ENGORDA.

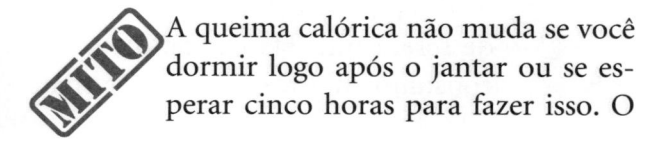

A queima calórica não muda se você dormir logo após o jantar ou se esperar cinco horas para fazer isso. O melhor é ir deitar após duas horas do jantar, pois a posição (deitada) favorece o refluxo estomacal, causando azia. Mas o ideal mesmo é caminhar após o jantar e evitar a sesta na frente da televisão antes de ir para cama.

Chá e café emagrecem.

FATO A água quente não fará você queimar nada (além da língua), porém algumas bebidas com cafeína (café, chá) aceleram seu metabolismo, ajudando na perda de peso. São ótimos complementos para facilitar a digestão após as refeições.

Alimentos diet emagrecem.

MITO Diet é o alimento sem açúcar, próprio para diabéticos; porém, ele tem a mesma quantidade de gordura, e às vezes até mais, que os alimentos comuns. Compre uma lente de aumento e leia os rótulos.

Comer muita fruta emagrece.

MITO As frutas têm calorias e açúcar. Apesar de serem importantes na dieta, seu consumo em excesso pode ter efeito inverso.

Chope cria barriga.

MITO — O máximo que acontece é uma dilatação do estômago por conta da grande quantidade de líquido ingerido. Porém, exagerar na bebida a longo prazo faz engordar pelo excesso de calorias.

Um copo de água quente em jejum queima gordura.

MITO — Queimar gordura e eliminar peso depende da quantidade de alimentos ingeridos e do número de calorias eliminadas. É óbvio que beber água é um hábito saudável. Beber água quente em jejum ou chá quente depois das refeições não elimina nenhum grama de gordura que você ingerir ou a que você já tem no corpo.

Para emagrecer é preciso comer em pequenas quantidades ao longo do dia.

FATO — O corpo precisa de uma certa quantidade de calorias e nutrientes todos os dias para funcionar bem. Se você pular refeições durante o dia, estará mais propenso a compensar nas outras refeições.

Uma forma saudável de perder peso é comer pequenas quantidades de comida divididas em cinco refeições, que devem incluir uma variedade de alimentos nutritivos e com pouca gordura. Se você passa horas sem comer, seu organismo interpreta como um sinal de perigo e absorve e armazena tudo o que você ingerir logo depois.

COMER À NOITE ENGORDA.

É claro que à noite o metabolismo é mais lento. É importante comer alimentos de fácil digestão, como legumes, sopas, sucos, frutas. Não importa a que hora do dia você come, é o quanto come durante todo o dia que faz ganhar ou perder peso. Mas não é saudável deitar-se logo após o jantar. O melhor é fazer uma caminhada leve, com pouco esforço. Qualquer exercício aeróbico mais intenso deve ser evitado após as refeições principais.

DIETAS DA MODA SÃO ÓTIMAS PARA PERDER PESO.

Dietas da moda não são a melhor forma de perder peso. Essas dietas geralmente são vendidas como verdadeiros milagres. Desconfie de qualquer sugestão de emagrecimento que restrinja ou proíba alguns tipos de alimentos. Desconfie de qualquer dieta que restrinja os principais grupos de alimentos a longo prazo. A alimentação deve ser saudável e equilibrada. Ao seguir uma dieta de poucas calorias com um bom equilíbrio entre carboidratos, proteínas e gorduras, você perderá peso sem prejudicar seu organismo e terá uma menor probabilidade de recuperar o peso perdido.

COMER E ASSISTIR TV ENGORDA.

Tente não lanchar enquanto estiver fazendo outras coisas, como assistir televisão, jogar videogame ou trabalhar no computador. Se você fizer as refeições e os lanches na copa ou na sala de jantar, estará menos propenso a se distrair e, provavelmente, comerá menos. O ato de comer em frente à TV torna-se mecânico. Perde-se a noção do tempo e da quantidade ingerida. Comer em frente à TV não aumenta o número de calorias ingeridas pelos alimentos, porém é muito provável que você se distraia e acabe comendo mais. E, aparentemente, o cérebro demora mais para processar a informação de saciedade.

Posso comer tudo que quero e emagrecer.

Para perder peso é necessário renunciar a alguns alimentos como doces, frituras e massas, entre outros. Após atingir o peso desejado, a consciência do sucesso alcançado deve mobilizar para a sua manutenção. Novos hábitos de vida devem ser adotados. Algumas trocas de alimentos devem ocorrer. Por exemplo, doces devem ser substituídos por frutas frescas, frituras por assados etc. Claro que sua força de vontade é importante para um bom resultado. Acima de tudo, procure encontrar prazer em outras formas de se alimentar.

Comida japonesa não engorda.

Como qualquer comida, a japonesa pode engordar se for consumida em excesso. Pode-se saboreá-la até mesmo todos os dias, desde que se fique atento às quantidades e à forma de preparo, evitando frituras.

O sashimi de salmão (150 g) tem 316,5 calorias, enquanto o de atum tem 219. Cada oito unidades de sushi acrescentam 240 calorias à refeição. O shoyu não tem valor calórico alarmante (uma colher de sopa proporciona 9 calorias), mas isso não significa que deva se empolgar e pecar pelo excesso, até porque apresenta alto índice de sódio.

A culinária japonesa é bastante saudável por fornecer proteínas e Ômega-3. É rica também em produtos feitos a partir do grão de soja, que reduzem os níveis de colesterol ruim (LDL) no sangue, evitando a formação de placas de gordura nas artérias. No entanto, é deficiente em ferro, já que o cardápio não conta com carne vermelha.

Beber líquido durante a refeição aumenta a barriga.

O líquido ingerido durante as refeições pode comprometer a acidez gástrica necessária a uma boa digestão e absorção de nutrientes, o que leva à fermentação de carboidratos, processo que causa aumento na formação de gases e dá a sensação de distensão abdominal. Para evitar problemas digestivos, não exagere na quantidade e prefira um copo pequeno de água ou de suco de frutas cítricas, que são fontes de vitamina C e ajudam na absorção do ferro presente em leguminosas e verduras escuras. Deixe de lado os líquidos gaseificados, como refrigerantes, e os sucos artificiais, porque não contêm nutrientes importantes.

Há métodos de emagrecimento em que é proibida a ingestão de líquidos durante a refeição. Porém, não existe comprovação científica. O uso de líquidos enquanto se come tem a função de umidificar o bolo alimentar, tornando mais fácil o seu trânsito pelo intestino.

Mas, então, o que dá barriga? Existe uma predisposição genética que faz uma remodelagem do corpo humano após os quarenta anos de idade. A mulher assume o formato de pera, aumentando principalmente os quadris. No homem, aumenta o abdômen (forma de maçã). Indivíduos muito magros não apresentam essa transformação, mas, se engordarem, é nesses pontos que a gordura será acumulada.

O problema é que a gordura não se distribui apenas no subcutâneo, mas também entre os órgãos abdominais e até entre as células do fígado, onde é chamada de esteatose. Essa gordura é muito ativa na produção de substâncias que podem ser nocivas à saúde, por isso hoje a circunferência abdominal é um indicador de risco cardiovascular. Homens com mais de 102 cm e mulheres com mais de 85 cm de circunferência abdominal estão no grupo de risco.

Deixar de comer emagrece.

MITO Quem deixa de comer com o intuito de diminuir o peso está muito equivocado. Pode até achar que perdeu alguns quilinhos indesejáveis com esse sacrifício, mas longos períodos sem se alimentar levam à redução do funcionamento do metabolismo e a consequência é que o corpo não queima as calorias devidamente. Portanto, o efeito é o inverso do esperado. As pessoas que limitam drasticamente as refeições, ou até mesmo acabam com elas, ainda sofrem com fraqueza, cansaço, desconforto gástrico e carência de alguns nutrientes importantes. Se quiser ficar de bem com a balança, nada melhor do que apostar em uma dieta equilibrada e exercícios físicos. Associe várias refeições pequenas durante o dia a um programa de exercícios físicos.

Beber água gelada em jejum emagrece.

MITO Não há comprovação de que consumir água gelada em jejum emagrece, uma vez que a água em si não tem o poder de queimar calorias nem de reduzir medidas. Esse mito foi gerado a partir da suposição de que o organismo gasta energia para aquecer a água e por isso há emagrecimento. Mas a verdade é que a energia gasta é muito pequena para chegar a mexer no peso. O líquido, no entanto, pode contribuir com o emagrecimento de outras formas. A ingestão de líquidos pode contribuir com a sensação de saciedade, e por isso come-se menos. Nosso estômago tem a capacidade limitada de se dilatar até dois litros. Com a ingestão de líquidos ao longo do dia, diminui a necessidade de ingestão de alimentos. Além disso, água e alimentos ricos em fibras facilitam a formação do bolo fecal, o que contribui para o bom funcionamento do intestino.

COMER ANTES DE DEITAR ENGORDA.

O metabolismo realmente fica mais lento à noite, mas isso não significa que comer nesse período vai levar a um aumento de peso. O lanche antes de dormir, realizado cerca de três horas após o jantar, deve ser mais leve e com pouca quantidade. Esqueça salgadinhos, frituras, refrigerantes. A sugestão é consumir uma das seguintes opções: fruta, leite desnatado batido com fruta, iogurte desnatado natural ou de frutas, gelatina, suco de fruta. Dormir com o estômago forrado por um alimento neutro é mais saudável do que dormir de estômago vazio.

EVITAR ALGUMAS REFEIÇÕES AJUDA A EMAGRECER MAIS RÁPIDO.

MITO Independentemente de como as refeições são divididas ao longo do dia, o corpo vai precisar de um número determinado de calorias para desempenhar suas atividades. Evitar refeições vai fazer com que o organismo aumente a sensação de fome, o que, provavelmente, vai aumentar a sua tendência a exagerar na próxima refeição. O ideal é manter as refeições tradicionais, diminuindo a quantidade de comida em cada uma delas e intercalando-as com pequenos lanches nutritivos e pouco calóricos, como frutas ou barra de cereais. Serão seis refeições por dia.

É POSSÍVEL EMAGRECER RÁPIDO COMENDO TUDO O QUE SE GOSTA.

? Quer dizer, é possível sim, mas talvez não seja a melhor maneira. A lógica é simples: se você consumir mais calorias do que utiliza nas suas atividades, ganha peso. Se gastar mais do que consome, queima gordura e emagrece. Portanto, supondo que com a sua alimentação de hoje você tem peso estável, ao criar uma rotina de exercícios e atividades que consumam mais calorias do que habitualmente são gastas, você com certeza perderá peso comendo o que sempre comeu. Porém, quanto maior for essa diferença, ou seja, se você der uma fechadinha na boca, com certeza vai emagrecer mais rápido. (FATO PARCIAL)

O COLESTEROL É PREJUDICIAL À SAÚDE.

MITO O colesterol é um componente essencial da estrutura da membrana de todas as células e, do ponto de vista fisiológico, tem uma importância fundamental. O organismo produz continuamente o colesterol, sobretudo no fígado. Basicamente, 70% do colesterol necessário ao corpo humano são produzidos pelo próprio organismo, enquanto 30% vêm da dieta. Ele está presente em produtos de origem animal, como carnes, manteiga, gemas de ovos, frutos do mar e pele de frango. Não há colesterol em produtos de origem vegetal. Colesterol não dá em árvore! Entretanto, se consumido em excesso, pode provocar doenças cardiovasculares. Nesse caso, ele se acumula nas paredes das artérias, formando placas que diminuem o calibre dos vasos e reduzem o fluxo sanguíneo para o músculo cardíaco, ocasionando o infarto. É recomendada uma ingestão máxima de 300 mg de colesterol por dia, o que equivale a uma gema de ovo.

Você não emagrece comendo carboidratos.

MITO Depende da quantidade e do tipo de carboidratos que você ingere. A melhor maneira é manter uma ingestão adequada de carboidratos. Em uma dieta mais branda, você pode ingerir cerca de 2 a 4 gramas por quilo de peso por dia. Contudo, se quiser ser mais rigoroso, as dietas com menos carboidratos são mais eficazes. A mais conhecida é a dieta de Atkins, que exclui completamente o uso de carboidratos. São dietas que fazem perder peso mais rápido; porém, infelizmente, depois ocorre um rebote e muitas pessoas voltam a engordar.

Não tomar café da manhã ajuda a perder peso mais rápido.

MITO Não tomar café da manhã é uma transgressão a uma regra básica de saúde. Quando você acorda com fome e não toma café da manhã, os níveis do hormônio leptina, que regula o apetite e o metabolismo, podem mudar, incentivando assim o corpo a manter a sua gordura. É como se o aviso fosse: "Cuidado! Precisamos guardar energia, pois pode faltar alimento". Além disso, pular o café da manhã facilita a perda de massa muscular, que também faz com que o metabolismo fique lento. Você está em jejum e deve, ao acordar, ingerir proteínas e carboidratos.

DEVEMOS EVITAR CARBOIDRATOS SIMPLES QUANDO ESTAMOS QUERENDO PERDER PESO.

Os carboidratos simples ou de rápida absorção são ótimos para elevar rapidamente os níveis de açúcar no sangue. Isso ajuda a estimular o corpo a voltar à atividade depois de várias horas de jejum durante a noite. Os carboidratos simples se transformam logo em glicose e, como não há consumo, são armazenados em triglicerídeos. A maior parte dessa reserva fica no abdômen, no subcutâneo, entre os órgãos abdominais e até dentro deles, como é o caso do fígado, que fica mais gorduroso. Este processo é conhecido como esteatose hepática, e quando é muito intenso pode piorar a função do fígado. Carboidratos simples são o açúcar, os doces, as farinhas refinadas da pizza e do pão branco, os amidos da batata e do arroz. Contribuem pouco em nutrientes e engordam muito.

Cafeína pode ajudar a queimar gordura.

FATO A cafeína aumenta a quantidade de gordura que é liberada pelas células adiposas, permitindo ser mais facilmente utilizada como combustível. Não há nada de errado em tomar uma xícara de café de manhã, porém, para maximizar os efeitos da queima de gordura, o melhor é tomar cerca de uma hora antes de se exercitar. Mas não espere milagres. A quantidade de gordura queimada pela cafeína é muito pequena.

Consumida com moderação, a cerveja não provoca acúmulo de gordura na cintura.

FATO Um dos maiores mitos é o de que a cerveja aumenta a barriga e a massa corporal, coisas que nunca foram comprovadas. Uma lata de cerveja equivale a 140 calorias, menos do que um copo de suco de laranja. Um estudo espanhol realizado pelo Colégio Oficial de Médicos de Astúrias mostra que a cerveja não "cria barriga". A pesquisa foi realizada com mais de 1.200 pessoas, entre homens e mulheres com mais de 57 anos que consumiam entre 250 ml e meio litro de cerveja por dia. Essa população tinha uma alimentação mediterrânea, composta basicamente por um alto consumo de frutas, hortaliças (verduras e legumes), cereais, leguminosas (grão-de-bico, lentilha), oleaginosas (amêndoas, azeitonas, nozes), peixes, leite e derivados (iogurte, queijos), vinho e azeite de oliva. Portanto, foi constatado que o consumo de cerveja, junto com uma alimentação saudável (neste caso, a alimentação mediterrânea), não engorda e reduz o risco de diabetes e hipertensão. Segundo o estudo, o famoso "barrigão de cerveja" pertence mais à cultura anglo-saxã, em que junto com a cerveja são consumidos produtos com uma grande quantidade de gordura saturada. Infelizmente, nosso hábito de tomar cerveja é muito mais parecido com o dos anglo-saxões do que com o dos espanhóis, pois os petiscos que acompanham a nossa cervejinha são batata frita, torresmo, linguiça, e por aí vai...

BEBIDA DE ÁLCOOL AUMENTA A BARRIGA.

Existe uma predisposição para o aumento da gordura abdominal, independentemente de outros alimentos, para quem bebe cerca de 21 doses de uísque por semana, ou 21 copos de vinho ou 21 garrafas de cerveja long-neck. É o que demonstram alguns estudos.

A FOME SÓ DESAPARECE APÓS O ESTÔMAGO ESTAR CHEIO.

FATO — O reflexo da fome só é inibido depois de distendido o estômago. Por isso, faz sentido comer uma boa porção de salada como abertura das refeições.

FICAR MUITAS HORAS SEM COMER AUMENTA A FOME E ENGORDA.

FATO — Os gordos em geral comem muito, uma vez por dia. Comer pequenas quantidades várias vezes por dia é mais saudável. Muitas dietas de emagrecimento usam esse artifício e, aparentemente, funcionam. A absorção dos alimentos pelas pessoas que comem poucas vezes por dia é maior do que a de quem faz seis pequenas refeições que saciam.

ENGORDAMOS PORQUE SOMOS ESTRESSADOS.

FATO — Há uma sequência de eventos gerados pelo estresse: (1) o organismo produz mais esteroides e insulina... (2) que aumentam o apetite... (3) que aumenta a voracidade por alimentos, principalmente doces e gorduras... (4) que fazem aumentar mais a gordura abdominal... (5) que gera agentes químicos inflamatórios que vão atuar no fígado... (6) criando resistência à insulina... (7) que faz o pâncreas aumentar a produção de insulina para compensar... (8) que gera mais fome... (9) levando a comer mais... (10) e a ficar mais estressado. Você come porque está estressado e fica ainda mais estressado porque come. Este é o ciclo da obesidade.

Chá-verde ajuda na perda de peso.

MITO

No chá-verde existem catequinas, que são um composto com propriedades antioxidantes que parecem acelerar o metabolismo. Um estudo inexpressivo afirma que o chá-verde pode aumentar a queima de energia em 4% em 24 horas, o que não é significativo. Outro estudo procurou demonstrar que três xícaras de chá-verde por dia reduzem 5% do peso e a circunferência abdominal em três meses, o que seria significativo. A verdade é que não há evidência de que o chá-verde diminua o peso. Em relação ao seu efeito positivo na redução do câncer também não há evidências.

Indivíduos magros são automaticamente mais saudáveis do que gordos.

MITO — Indivíduos magros podem ser carregados de fatores de risco como colesterol elevado, hipertensão, sedentarismo, fumo etc. O que regula o grau de saúde de cada um é o que está acontecendo dentro do organismo, e não o que se vê por fora.

Carboidratos são todos iguais: engordam.

MITO — O que determina o conteúdo calórico do carboidrato é o seu índice glicêmico, ou seja, a sua facilidade em se transformar em açúcar. O melhor exemplo é a comparação entre pão branco e pão integral com grãos. O índice glicêmico do último é bem mais baixo. Da mesma forma, arroz branco e arroz integral têm índices glicêmicos completamente diferentes. Assim, temos de evitar alimentos de alto índice glicêmico, pois engordam.

Os homens emagrecem mais rápido do que as mulheres.

FATO — O principal (e não único) ponto para isso acontecer é o fato de o homem produzir testosterona, um hormônio que acelera a queima de calorias. Já as mulheres produzem estrógeno, que facilita o acúmulo de gordura.

Ficar sem comer emagrece.

MITO — Em qualquer tipo de dieta, você deverá comer pelo menos de três em três horas. Ficar longos períodos sem comer vai fazer seu corpo economizar energia, e não gastá-la. Coma alimentos saudáveis sempre em pequenas quantidades.

Comer frequentemente emagrece.

FATO — Fome e saciedade são controladas por hormônios. O estômago vazio produz um hormônio chamado grelina que estimula a sensação de fome. Ficar de estômago vazio não é uma boa ideia para quem quer emagrecer, pois a grelina induz o indivíduo a procurar alimentos em maior quantidade e de forma mais frequente. E assim se termina engordando. Passar fome induz a comer mais. Comer frequentemente, entre as refeições principais, alimentos de baixo poder calórico (frutas, brócolis, tomate, cenoura) bloqueia a grelina, e as refeições tornam-se menos volumosas.

HORMÔNIOS PRODUZIDOS NO INTESTINO NOS FAZEM PARAR DE COMER.

Os hormônios PYY e GLP-1 produzidos no início do intestino delgado (íleo e jejuno) levam ao cérebro a sensação de saciedade. Mas o intestino demora um pouco a liberar esses hormônios na corrente sanguínea. Por isso o processo digestivo leva em torno de vinte minutos para produzir a sensação de saciedade. Comendo devagar, mastigando lentamente, damos tempo para que esse processo se realize. Quem come rápido come mais. Atualmente, estudam-se substâncias que possam estimular a produção de GLP-1 e reduzir o apetite, antecipando a saciedade. Há ainda outro hormônio que alerta o cérebro sobre a hora de parar de comer. Chama-se leptina. Ele é ativado pela digestão de gordura que, ao chegar a determinado nível, envia pela corrente sanguínea esse hormônio que transmite um alerta ao cérebro: "Pare de comer, estamos saciados!".

Capítulo 4
Fatos & mitos para evitar doenças através da alimentação

Crianças não têm colesterol elevado.

MITO — As pesquisas mostram que o estreitamento das artérias que leva aos ataques cardíacos pode começar muito cedo, como em crianças de oito anos de idade. Crianças com colesterol alto devem ser colocadas em uma dieta que restringe gorduras saturadas e receber orientação médica. Fibra e suplementos, além de exercícios, também são recomendados.

O alimento é saudável para o coração se tiver "0 mg de colesterol".

MITO — Com certeza a presença de gordura saturada favorece muito mais a elevação do colesterol e a progressão de aterosclerose, a doença que oclui as artérias. As gorduras saturadas (encontradas em alimentos de origem animal e produtos lácteos) e as gorduras trans (encontradas em alimentos industrializados) parecem ter um impacto muito maior sobre a lipoproteína de baixa densidade (LDL), o chamado colesterol ruim, que provoca a aterosclerose, do que o colesterol dos alimentos. Por isso, o ovo está sendo absolvido.

COLESTEROL É SEMPRE RUIM.

MITO Quando as pessoas escutam a palavra "colesterol", pensam logo que é coisa "ruim". Mas, na verdade, o assunto é muito mais complexo. O colesterol alto pode ser perigoso, mas o colesterol em si é essencial para vários processos corporais, inclusive para manter as células nervosas no cérebro e para fornecer estrutura para as membranas de todas as células do organismo. O papel do colesterol nas doenças cardíacas muitas vezes não é compreendido. O colesterol é transportado através da corrente sanguínea por lipoproteínas de baixa e alta densidade (LDL e HDL). É o LDL, conhecido como colesterol ruim, e não o colesterol em si que é o principal responsável pela aterosclerose.

Aterosclerose é doença que depende da alimentação.

? É uma doença inflamatória crônica na qual ocorre a formação de ateromas dentro dos vasos sanguíneos. Ateromas são placas, compostas especialmente por lipídios e tecido fibroso, que se formam na parede dos vasos e levam progressivamente à diminuição do seu diâmetro, podendo chegar à obstrução total. A aterosclerose pode ser fatal quando oclui as artérias do coração ou do cérebro, órgãos que resistem apenas poucos minutos sem oxigênio. A ingestão de gorduras saturadas acelera o processo, mas a genética é um fator importante também. (FATO PARCIAL)

Tudo que é bom aumenta o ácido úrico.

(MITO) A orientação para corrigir o ácido úrico aumentado é complicada, pois atinge diversos hábitos pessoais: alimentação, consumo de bebidas alcoólicas e sedentarismo, que se associam ao ganho de peso corporal. A elevação do ácido úrico pode provocar um tipo de artrite conhecido como gota, e também pedras nos rins ou caroços embaixo da pele, chamados de tofos. Na dieta, devemos

reduzir as carnes em geral, diminuir bastante a ingestão de bebidas alcoólicas e, fundamentalmente, manter o peso sob controle. Porém, devemos salientar que nem todas as pessoas têm a tendência a elevar o ácido úrico.

O COLESTEROL NUNCA É ALTO EM VEGETARIANOS.

MITO Pois aí está a má notícia. Quem tem a genética do colesterol elevado pode tornar-se vegetariano e seu fígado continuará produzindo colesterol excessivamente. Por isso, o uso de um medicamento chamado *estatina* é fundamental no tratamento do colesterol elevado.

O COLESTEROL É UMA GORDURA.

MITO O colesterol não é uma gordura. É uma espécie de "detergente" preparado pelo fígado para dissolver as gorduras. Quando ingerimos gordura saturada (uma picanha gorda, por exemplo), o fígado recebe a mensagem de que vem gordura pelo estômago e manda colesterol pela bile para dissolvê-la. Acontece que aquele colesterol é reabsorvido ao longo do intestino, passa para o sangue e termina se depositando na parede das artérias, até o ponto de obstruí-las completamente. Quando isso acontece nas artérias coronárias que irrigam o músculo cardíaco, ocorre o infarto; quando acontece nas artérias cerebrais, é o acidente vascular cerebral.

SUCOS DE FRUTAS SÃO BONS PARA DIABÉTICOS E OBESOS.

MITO Os sucos de frutas são muito calóricos e ricos em açúcar e por isso devem ter seu consumo limitado para diabéticos e obesos em dieta. O concentrado da fruta é pior do que a fruta *in natura*.

CHÁ DE BETERRABA DISSOLVE CÁLCULO DA VESÍCULA.

MITO O que resolve cálculo de vesícula biliar é cirurgia por vídeo. Entra-se no hospital pela manhã e à tardinha já se está em casa sem vesícula e sem cálculos. É o método mais seguro e eficaz.

O SAL FAZ INCHAR.

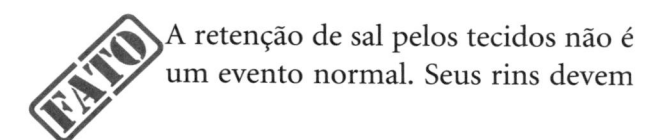

FATO A retenção de sal pelos tecidos não é um evento normal. Seus rins devem dar conta de eliminar qualquer excesso. No entanto, há pessoas que tendem a reter maiores quantidades de líquido, o que é facilmente perceptível quando dobram os dedos da mão e eles parecem inchados. Uma fase de retenção de líquidos ocorre na chamada tensão pré-menstrual (TPM). As mulheres com TPM chegam a aumentar de peso nesse período, o que não tem nada a ver com o sal, mas com os hormônios que se alteram. Também o inchaço dos pés no fim de um dia quente não tem nada a ver com o sal, sendo apenas o extravasamento de líquido para os tecidos a partir das veias das pernas. Porém, atenção! O sal, mais do que inchar, faz subir a pressão arterial, o que é um problema muito mais sério do que o inchaço. Por isso, recomendo a ingestão de pouco sal, de três a quatro gramas por dia, o equivalente ao conteúdo de quatro tampas de caneta BIC.

Acne é causada pela alimentação.

Na verdade, apenas alterações hormonais e propensão genética são determinantes de acne. A acne é uma condição comum em adolescentes, que sofrem grandes transformações hormonais, produzindo mais óleo na pele e levando a reações inflamatórias: as terríveis espinhas. Lavar o rosto com produtos especiais e usar cremes antiacne é importante. Dietas (suprimindo chocolate, por exemplo) não são tão eficazes assim. Seu dermatologista saberá como tratar sua acne.

COMER FRUTA COM SEMENTE PODE CAUSAR APENDICITE.

FATO Certas sementes, como as de laranja e melancia, principalmente, não são destruídas pelo aparelho digestivo e passam intactas. Alguns casos de apendicite podem ser causados pela presença de uma semente no apêndice, causando inflamação e infecção. Mas isso não é comum. Claro que, quanto mais sementes você ingerir, maiores serão as chances de isso acontecer.

MEL É BOM PARA DIABÉTICOS.

MITO Muita gente pensa que o mel é bom para qualquer pessoa, por se tratar de um produto natural. Mas não é bem assim. Mel ou geleia real têm alto conteúdo de glicose e outros carboidratos que elevam no sangue a glicose em não diabéticos. Imaginem isso em diabéticos!

HIPERTENSOS SENTEM MENOS GOSTO DE SAL E POR ISSO SALGAM MAIS A COMIDA.

FATO — Está comprovado que hipertensos usam mais o saleiro e por isso ficam mais hipertensos. A sensação do gosto do sal é dada pelas papilas da língua. No hipertenso elas são menos sensíveis. O sal é um pó venenoso para hipertensos. Nossa necessidade diária não passa de 4 g. Nos estados brasileiros onde se usa mais sal (o Rio Grande do Sul é um deles) são consumidos 16 g de sal por pessoa por dia. Um verdadeiro absurdo! Não surpreende o fato de que esses estados sejam também os campeões de hipertensão.

SUCO DE AMORA EVITA INFECÇÃO URINÁRIA.

FATO — Não só suco de amora, como também de outras frutas vermelhas, como o mirtilo. Aqui no Brasil é difícil de conseguir; nos Estados Unidos, é conhecido como suco de *cranberry*. Realmente, tomando um copo por dia, quem tem infecções urinárias de repetição previne novos surtos da doença. O mecanismo não é bem conhecido, mas parece estar relacionado com uma substância da amora chamada antocianidina, que impede a fixação da bactéria *Escherichia coli*, a mais comum nas infecções urinárias, nas paredes da bexiga. Outra explicação é a acidificação da urina pelo suco de amoras, que geraria um meio hostil aos germes usuais das infecções urinárias. Um estudo publicado no *British Medical Journal* em 2001 mostrou que mulheres que beberam dois copos de suco de amora durante seis meses tiveram menor incidência de infecção urinária do que o grupo-controle.

MEU PAI FICOU DIABÉTICO DE TANTO COMER AÇÚCAR.

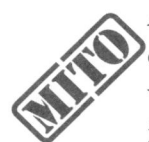

MITO — Açúcar em excesso aumenta o peso e enfraquece os dentes, mas não provoca diabete, de imediato. Provoca indiretamente, através da obesidade.

SOU DIABÉTICO, POR ISSO DEVO ME ALIMENTAR DE MANEIRA DIFERENTE DAS OUTRAS PESSOAS.

MITO — A comida saudável para o diabético é a mesma do não diabético. Deve-se ter uma alimentação variada, com conteúdo balanceado de carboidratos, proteínas e gorduras. Isso é bom para todos.

Como sou diabético, não posso comer nada de açúcar.

MITO Este é um esforço extremo que não é necessário. O açúcar e os demais carboidratos são metabolizados da mesma forma. Se você balancear o seu uso, negociando consigo mesmo o que prefere comer, certamente poderá sentir de vez em quando o gosto daquela sobremesa que você adora.

Diabéticos não podem ingerir bebidas com álcool.

MITO Se você controla bem os seus níveis de glicose, pode beber um pouco de cerveja ou vinho nas refeições. Combine com o seu médico. Obviamente, você deverá abrir mão de outros alimentos naquele dia.

O uso do sal sempre leva à hipertensão.

MITO Não é bem assim. O sal é um importante colaborador na elevação da pressão. Indivíduos hipertensos sentem menos gosto de sal e, por isso, terminam por usá-lo mais fartamente. O uso do sal provoca o aumento do volume sanguíneo através da retenção de líquido e, em consequência, o aumento da pressão. Mas é óbvio que o indivíduo deve ter as características do hipertenso, com alguma dificuldade de eliminação de líquidos em excesso e tendência à vasoconstrição. O sal não comete este crime sozinho.

GORDURAS SATURADAS ELEVAM O NÍVEL DE LDL (COLESTEROL RUIM) NO SANGUE MAIS DO QUE QUALQUER OUTRA COISA NA DIETA.

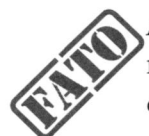

FATO — Até a ingestão direta de colesterol da gema do ovo não eleva tanto o colesterol do sangue quanto a gordura saturada.

TODOS OS ÓLEOS VEGETAIS AJUDAM A BAIXAR OS NÍVEIS DE COLESTEROL.

MITO — Há óleos chamados tropicais (de coco e dendê) que são ricos em gorduras saturadas. Os demais óleos vegetais têm quantidade variada de ácidos graxos saturados, mono e poli-insaturados. Os melhores são os que contêm menor conteúdo de gordura saturada e maior quantidade de ácidos graxos monoinsaturados: oliva e canola são os mais indicados de todo o grupo.

Se o rótulo do alimento diz que não há colesterol no produto, o alimento é saudável.

MITO A presença de grande quantidade de gordura saturada no produto torna-o ainda mais nocivo do que se tivesse colesterol.

Como eu tomo medicação para colesterol, posso comer qualquer coisa.

MITO O remédio é uma ajuda necessária para facilitar a sua vida. Ele é prescrito para quem já se exercita e come pouca gordura saturada e mesmo assim tem colesterol elevado. Mas a ingestão de gordura deve ser controlada em qualquer situação.

A alimentação e o suco de laranja não reduzem gripes e resfriados.

FATO O mito da vitamina C ainda não foi abandonado. Não existe forma de prevenir gripes e resfriados tomando comprimidos de vitamina C ou suco de laranja.

HÁBITOS ALIMENTARES CORRETOS REDUZEM A INCIDÊNCIA DE CÂNCER.

FATO Não é por acaso que japoneses e povos mediterrâneos têm a menor incidência de câncer em geral, mas principalmente de próstata e de mama. Podemos enumerar alguns truques alimentares para evitar o câncer:

- Reduza a carne vermelha para no máximo 100 g por dia (um bife pequeno).
- Não coma carne muito passada ou torrada.
- Evite frituras. Prefira grelhados, cozidos ou assados.
- Limite sua ingestão de derivados do leite.
- Evite o álcool e prefira um cálice de vinho por refeição.
- Coma peixe, de preferência salmão, truta ou sardinha.
- Coma cinco porções de frutas por dia.
- Coma frutas de todas as cores, incluindo frutas vermelhas, pêssego e melão.
- Coma diariamente vegetais coloridos, como cenoura e tomate.

- Coma diariamente vegetais crucíferos, como brócolis, couve, couve-de-bruxelas e couve-flor.
- Coma alho e cogumelos todos os dias.
- Tome leite de soja ou tofu todos os dias.
- Adicione linhaça aos cereais do café da manhã e tempere sua salada com óleo de linhaça prensado a frio.
- Evite óleos extraídos quimicamente, prefira azeite de oliva com menos de 1% de acidez, extraído por prensagem a frio.
- Coma grãos integrais, lentilha, feijão, nozes, amêndoas, castanhas, sementes e vegetais crus (pois eles perdem nutrientes ao serem cozidos).
- Tome chá-verde e secundariamente café. Mas não exagere nas quantidades de ambos.

DIABÉTICOS PODEM COMER SATISFATORIAMENTE SE SEGUIREM ALGUMAS REGRAS.

Respeitando alguns princípios, os diabéticos podem contribuir em muito com o tratamento da doença evitando que a glicose suba demasiadamente. Aqui vão algumas dicas:

- Coma fibras em produtos integrais, principalmente aveia, feijão, ervilha e vegetais.

- Coma alimentos que liberem seu conteúdo de açúcar lentamente, como grãos integrais, lentilha, feijão, aveia, maçã e vegetais crus ou levemente cozidos.

- Coma proteína em cada refeição, massa de grão duro, arroz integral, tofu, carne magra, peixe, frutas, castanhas e sementes de abóbora.

- Coma peixes de água fria, como salmão, *herring* ou sardinha, linhaça ou semente de abóbora, para obter mais Ômega-3.

- Limite drasticamente o uso de carboidratos refinados ou industrializados, como farinhas brancas, pizzas, pão branco, doces, bolos e biscoitos.

Comer banana faz passar a cãibra.

Cãibras são contraturas musculares devido a alterações dos sais minerais no corpo, principalmente potássio, magnésio, sódio e cálcio. O magnésio pode ser reposto ingerindo vegetais, sementes, amêndoas e grãos. A maioria das frutas e vegetais é rica em potássio, mas a banana é a maior fonte disponível. As cãibras acontecem geralmente devido à queda de potássio no sangue. A banana contém alta dosagem de potássio e, por isso, pode resolver. Os níveis de potássio no sangue devem estabilizar-se entre 3,5 e 5,5 mg%. Potássio baixo gera arritmias cardíacas graves, disparos do coração que podem levar à morte súbita. Potássio alto demais é igualmente perigoso, pois pode provocar a parada do coração. Quem toma diurético deve medir o potássio no sangue periodicamente. Nem todos os diuréticos provocam queda do potássio. Há alguns usados no tratamento da hipertensão que podem aumentar o potássio no sangue. Fale com seu médico.

Churrasco causa câncer.

Não há estudos conclusivos sobre isso, portanto ainda é mito e espero que continue sendo. A suspeita surge pelo fato de que assar carnes em altas temperaturas pode levar à formação de substâncias cancerígenas chamadas aminas heterocíclicas. Além disso, compostos tóxicos são formados quando a gordura respinga no carvão, unindo-se depois à fumaça e à carne. Estes são os hidrocarbonetos aromáticos policíclicos. A degradação do carvão, por si só, parece também gerar compostos cancerígenos. Mas não há evidência de que isso leve ao câncer quem come regularmente seu churrasco dominical. Sabe-se, no entanto, que carnes torradas podem gerar produtos cancerígenos. É melhor ingeri-las "ao ponto". Mais uma vez, a moderação é a melhor decisão. O churrasco dominical deve estar sendo abençoado pela natureza, principalmente para quem comeu peixe três vezes durante a semana.

BETERRABA AJUDA A EVITAR CÂNCER DE FÍGADO E DE CÓLON.

Estudos realizados em animais mostraram que um pigmento existente na beterraba, chamado betaína, ajuda a combater o câncer nas células hepáticas e no cólon. A beterraba, além disso, possui muitos antioxidantes, como o betacaroteno, carotenoides e flavonoides.

SOJA PARECE SER UM GRÃO ANTICÂNCER.

Há vários estudos tentando demonstrar esta hipótese. A colaboração entre a Universidade de Hong Kong e a de Manchester, na Inglaterra, vem demonstrando que a ingestão regular de soja protege contra o câncer de próstata e de mama. Por sua grande quantidade de fitoestrógenos, que são hormônios vegetais, a soja parece proteger contra o câncer. Mulheres japonesas têm incidência mais baixa de câncer de mama e níveis mais altos de fitoestrógenos no sangue.

PARA O ÁCIDO ÚRICO FRANGO É MELHOR DO QUE GALETO.

FATO — O ácido úrico é um componente do metabolismo que, quando elevado, provoca artrites por deposição de cristais nas articulações. O principal vilão é a carne em excesso. Mas há tipos de carne que têm maior concentração de purina, o aminoácido que faz aumentar o ácido úrico no sangue. O galeto contém mais purina do que o frango maior. Sabe qual é o nome comercial da ração mais usada para criar galetos? Purina. Que bela coincidência.

A PROTEÍNA DA SOJA REDUZ DOENÇA CARDÍACA.

FATO — A proteína da soja foi classificada como proteína de alto valor biológico por fornecer, em quantidades adequadas, os aminoácidos essenciais que o organismo não fabrica. Vários estudos já demonstraram os efeitos da soja na redução do risco cardiovascular, como redução do mau colesterol (LDL), aumento da concentração do bom colesterol (HDL), diminuição da formação de coágulos na circulação, inibição da formação de placas de gordura nas artérias e diminuição da pressão arterial. Esta ação é executada por um fito-hormônio chamado isoflavona. O Food and Drug Admnistration dos Estados Unidos aprovou o seu uso na quantidade de 25 g de proteína da soja por dia (contém em torno de 50 mg de isoflavonas), associado a dietas pobres em gorduras saturadas para redução do risco cardiovascular. No Brasil a ANVISA estabeleceu que o consumo diário de 25 g de proteína da soja pode reduzir o colesterol. As apresentações disponíveis hoje são as seguintes: feijão de soja, queijo de soja (tofu), molho de soja (shoyu), farinha de soja, leite de soja, creme de soja e concentrado proteico de soja.

O CONSUMO DE FIBRAS BAIXA O COLESTEROL.

O farelo de aveia é o alimento que contém mais fibras solúveis e com maior capacidade de reduzir o colesterol. A aveia estimula a destruição do mau colesterol (LDL) pelo fígado. Deve-se ingerir diariamente de 20 a 35 gramas de fibras, sendo que um terço será constituído de fibras solúveis, facilmente absorvíveis, e o restante é inabsorvível e é eliminado pelas fezes.

Capítulo 5
Fatos & mitos sobre cálculos renais
(Informações obtidas em www.lithocentro.com.br)

O "chá de quebra-pedras" resolve problemas de pedras nos rins.

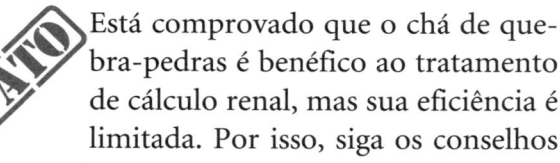

FATO — Está comprovado que o chá de quebra-pedras é benéfico ao tratamento de cálculo renal, mas sua eficiência é limitada. Por isso, siga os conselhos de seu médico.

Cerveja ajuda a dissolver as pedras dos rins.

MITO — Não existe nada comprovado a respeito da cerveja no tratamento de cálculo renal. Mas é claro que, para os aficionados, cerveja é um santo remédio para quase tudo. Na minha opinião, ela serve mesmo é para matar a sede, mas ainda assim perde nesse quesito para a água.

Alimentos ricos em cálcio causam pedras nos rins.

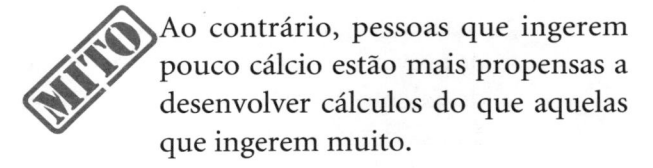

MITO. Ao contrário, pessoas que ingerem pouco cálcio estão mais propensas a desenvolver cálculos do que aquelas que ingerem muito.

Dieta rica em sal provoca cálculos.

FATO. A dieta rica em sal e proteínas e pobre em potássio, cálcio e fibras favorece o aparecimento de cálculos.

A ingestão de líquidos ajuda a evitar cálculo renal.

FATO. Sim, a ingestão de líquidos ajuda a evitar o cálculo renal por aumentar a diluição urinária e, consequentemente, diminuir a supersaturação das substâncias que compõem o cálculo, como cálcio, fósforo, oxalato, ácido úrico etc. Além disso, o fluxo urinário maior ajuda a eliminar com maior facilidade os possíveis cristais que eventualmente se formam na urina.

Qualquer líquido é bom para evitar cálculo renal.

MITO Existem alguns líquidos que, em vez de prevenir, podem causar a formação de cálculo renal, como: refrigerantes à base de cola, sucos artificiais acidificados com ácido fosfórico e suco de maçã ou cidra. Previnem a formação de cálculos renais os sucos naturais, principalmente de frutas cítricas como o limão; duas taças de vinho por dia, café e água mineral também ajudam. O melhor é ir bebendo líquidos aos poucos, e não em grandes quantidades de uma só vez.

A ingestão de tomate, couve, leite e derivados provoca a formação de cálculos renais.

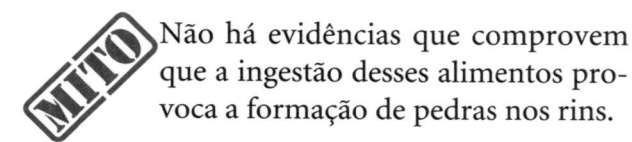

MITO Não há evidências que comprovem que a ingestão desses alimentos provoca a formação de pedras nos rins.

O cálculo renal pode ser o início de outras doenças.

FATO O cálculo renal é apenas um sinal de alguma doença a ser diagnosticada e tratada, prevenindo-se então a formação de novos cálculos.

Capítulo 6
Fatos & mitos sobre alimentos

O trigo é um cereal perigoso (cereal killer).

FATO O trigo, a aveia e o centeio contêm grandes quantidades de glúten, que é a substância causadora de um conjunto de reações alérgicas conhecido como *doença celíaca*. No passado, considerava-se esta doença como rara; hoje não. Uma pesquisa feita na Itália mostra que um em cada cem italianos sofre dessa alergia ao glúten. O diagnóstico frequentemente passa despercebido por quem tem os sintomas de diarreia e flatulência, que são atribuídos a outros distúrbios digestivos. Há uma incidência nitidamente familiar para sensibilidade ao glúten, e pessoas da família devem ser testadas para a presença de anticorpos, pois podem ser sensíveis sem o saber. Geralmente arroz e milho não causam sensibilidade.

SALADAS SÃO IMPORTANTES EM QUALQUER DIETA.

FATO As saladas costumam ser ricas em fibras que ajudam na formação do bolo fecal, além de conter vitaminas e baixa caloria.

ALGUNS ALIMENTOS TÊM GORDURA ZERO.

MITO Todos os alimentos têm gordura, mesmo que em pequena quantidade. Até peito de frango grelhado tem gordura. Portanto, para perder peso, elimine frituras definitivamente de sua dieta e use apenas azeite de oliva ou óleo de canola e girassol, em pequenas quantidades.

No preparo dos alimentos, evite ao máximo usar óleo, pois não é um tempero e não agrega nenhum sabor aos alimentos. Para se ter uma ideia, carboidratos e proteínas têm cerca de 4 calorias por grama, enquanto gorduras têm mais do que o dobro.

É POSSÍVEL COMER COMIDA SAUDÁVEL EM FAST-FOODS.

FATO Fast-foods podem não fazer mal se você aprender a comer de forma balanceada. Grelhados, saladas e outros alimentos saudáveis também podem ser encontrados em fast-foods atualmente. Fique de olho na quantidade e na forma de preparo dos alimentos, preferindo os sem gordura e jamais os fritos.

MELANCIA É PURA ÁGUA.

MITO Melancia contém vitamina C, betacaroteno e licopeno, todos antioxidantes poderosos. Além disso, as sementes têm mais antioxidantes, zinco, selênio e vitamina E. Triturar no liquidificador pedaços de melancia com semente rompe sua casca e torna o produto final mais nutritivo. Um suco de melancia gelado sempre tem o seu valor.

BETERRABA É UMA DAS PRINCIPAIS FONTES DE FERRO.

MITO Os alimentos ricos em ferro são as carnes, os miúdos, as leguminosas (feijão, lentilha, ervilha e grão-de-bico) e as verduras de folhas verde-escuras (exceto espinafre). A beterraba, assim como outros legumes, contém vitaminas e minerais, mas não é rica em ferro.

Espinafre é uma excelente fonte de ferro.

MITO — Já se pensou no passado que o espinafre era uma boa fonte de ferro, porém isso não é verdadeiro pela presença do ácido oxálico, que é um poderoso inibidor da absorção de ferro e de cálcio pelo organismo. Uma forma de melhorar a absorção é aderir ao suco de limão, que torna o ferro mais absorvível. O mesmo acontece com o cálcio.

Suco de clorofila serve para aumentar plaquetas.

MITO — Embora seja composto por vários vegetais, esse suco contém muitas vitaminas e minerais, mas não aumenta o número de plaquetas.

Amoras e outras frutas da mesma cor são ricas em flavonoides, semelhantes aos do vinho.

FATO — A ação dos flavonoides é reduzir as toxinas do organismo, os famosos radicais livres responsáveis pela inflamação dos tecidos e das artérias que levam, respectivamente, ao câncer e ao infarto. A ação de todos os flavonoides é semelhante:

reduzem a inflamação, que é a grande causa da maioria das doenças. Mas o que é surpreendente é que, em geral, os flavonoides são pigmentos. O próprio nome já diz: *flavo* vem do latim e significa "amarelo". Depois o nome se generalizou para todos os pigmentos. Nas amoras e frutas vermelhas, o tipo de flavonoide existente é chamado de antocianidina e tem ações benéficas na prevenção do câncer de próstata. Essas frutas também estão carregadas de vitamina C.

Semente de abóbora é melhor do que tomar remédio.

A semente de abóbora é tão rica em nutrientes que deveria ser mais usada em sopas, saladas etc. Os nossos cozinheiros ainda não descobriram esse fato. Ela contém grandes quantidades de cálcio, ferro, zinco e magnésio. Do zinco vem a suposição de que tenha propriedades afrodisíacas, além de ser um protetor da próstata. Também constitui uma excelente fonte de proteína e Ômega-3, uma gordura saudável necessária ao organismo. Torrar as sementes levemente melhora seu gosto.

QUINOA É UM GRÃO DOS ANDES QUE CONTÉM MUITOS NUTRIENTES E É MELHOR DO QUE TODOS OS OUTROS GRÃOS.

FATO A quinoa devia ser a fonte de energia dos Incas, porque contém mais proteína do que qualquer outro grão e de melhor qualidade do que a da carne. Este cereal que vem dos Andes é muito rico em nutrientes. É rico em vitaminas e minerais, contém quatro vezes mais cálcio do que o trigo, mais ferro, além de vitaminas do complexo B e E. Importante: a quinoa é rica em óleos insaturados saudáveis, principalmente o Ômega-3. Pode ser misturada a saladas ou usada como substituto do arroz, sendo cozida da mesma forma que ele. É o alimento mais próximo da perfeição, mas ainda pouco consumido entre nós. Em apenas 100 g de quinoa existem 13 g de proteína, 6 g de fibras (mais do que duas maçãs) e 2,2 g de gorduras insaturadas saudáveis (equivalente a duas colheres de azeite de oliva). E uma infinidade de outros nutrientes, como zinco, ferro, cobre, magnésio, potássio e fósforo.

ALHO FAZ BEM PARA O CORAÇÃO.

FATO O alho, além de 200 componentes ativos, contém alicina, uma substância responsável pela maioria das ações benéficas do alho sobre o coração. O alho baixa o colesterol no sangue e previne a formação de aterosclerose, que são depósitos de gordura nos vasos. Afina o sangue, reduzindo a formação de coágulos na circulação, uma ação semelhante à da aspirina. O alho também reduz os níveis de homocisteína no sangue, que é um aminoácido que promove a aterosclerose nas artérias e pode levar ao infarto. Já existem cápsulas de alho sem odor, que seria o grande fator limitante para o seu uso diário.

VITAMINA C AUMENTA A ABSORÇÃO DE FERRO.

Para tirar proveito dessa qualidade, devemos ingerir nas refeições principais algum alimento rico em vitamina C (laranja, acerola, caju, limão), juntamente com carnes e grãos ricos em ferro, para que a absorção do ferro presente nesses alimentos possa ser estimulada.

NÃO DEVEMOS CONSUMIR LEITE, CHÁ, CAFÉ E REFRIGERANTE JUNTO COM AS REFEIÇÕES PRINCIPAIS (ALMOÇO E JANTAR).

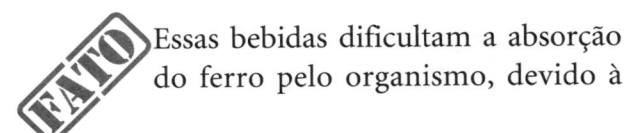

Essas bebidas dificultam a absorção do ferro pelo organismo, devido à presença de cálcio e tanino na composição das mesmas. Portanto, é importante manter um intervalo de pelo menos uma hora entre as refeições e o consumo dessas bebidas.

Suco de laranja com berinjela reduz o colesterol.

? A berinjela é reconhecida por baixar o colesterol. No entanto, sua potência é muito limitada. Não se pode esperar uma queda do colesterol superior a 20%. Sempre temos que terminar associando medicamentos (estatinas) para levar o colesterol a níveis normais. (PARCIALMENTE VERDADEIRO)

Cerveja, vinho e outras bebidas alcoólicas não são alimentos e por isso não engordam.

MITO A única bebida que não engorda é a água. Qualquer álcool que ingerimos é metabolizado imediatamente, e, ainda que as calorias que ele gera não sejam transformadas diretamente em gordura, elas contribuem para o aumento significativo do total de calorias diárias e, assim, para as chances de ganho de peso.

Chocolate vicia.

FATO
Comer chocolate não pode ser considerado um vício. Entretanto, muitas pessoas sentem um desejo muito forte por chocolate, especialmente as mulheres. Estudos mostraram que, na segunda metade do ciclo menstrual, quando os níveis de estrógeno começam a cair, o chocolate proporciona a formação dos precursores da serotonina e das endorfinas, que têm um efeito calmante e regulam o humor.

Peixe não pode ser consumido no pós-operatório.

MITO
Isso é uma crença antiga. O peixe faz parte do grupo de alimentos que ajudam na formação de tecidos, na defesa do organismo contra infecções, na cicatrização de feridas e incisões cirúrgicas e no fortalecimento dos músculos.

Se você aumentar a ingestão de proteínas, vai aumentar o tamanho dos músculos.

MITO
Se você se exercita, seus músculos aumentarão de tamanho na proporção da intensidade dos exercícios.

Para isso, a ingestão de proteínas obviamente é necessária. Porém, se você consome mais de dois gramas de proteína para cada quilo de seu peso, o excesso dessa substância será decomposto em aminoácidos e nitrogênio e, depois, expelido pelas fezes ou armazenado. Mas não será transformado em músculo.

Ovos são vilões.

MITO É verdade que os ovos têm muito colesterol, acima de 200 mg, que é mais do que dois terços do limite recomendado pela American Heart Association, que é de 300 mg por dia. Mas esse colesterol não é tão perigoso como se pensava. Apenas parte do colesterol dos alimentos chega à corrente sanguínea e, se a ingestão de colesterol aumenta, o corpo compensa, produzindo menos colesterol. Portanto, se você não exagerar e comer um por dia, não há qualquer perigo. Na verdade, os ovos são uma excelente fonte de proteínas e contêm gordura insaturada, o Ômega-3, uma gordura saudável. Porém, se você já tem colesterol alto, procure evitar excessos. Seu colesterol aumentará ainda mais. Então, pode-se dizer que os ovos estão absolvidos? Talvez nunca devessem ter sido condenados. Foi uma condenação injusta.

QUEIJO AMARELO TEM MAIS GORDURA DO QUE O BRANCO.

FATO. A cor amarela está ligada ao alto teor de gordura do leite. Sendo assim, os queijos amarelos também são mais gordurosos e mais calóricos em comparação com os brancos. Cada 30 g de queijo minas frescal tem 79 calorias; duas colheres de sopa do *cottage* têm 30 calorias; uma fatia de ricota, 50; uma fatia de parmesão, 118; e uma porção de gorgonzola, 144.

QUEIJOS SÃO RICOS EM BONS NUTRIENTES.

FATO. Além da gordura, os queijos são ricos em proteínas, carboidratos, sais minerais (sódio, potássio, magnésio, cobre, cálcio e fósforo) e vitaminas (A, B e D). O queijo é considerado um dos alimentos mais nutritivos que se conhece. Assim como com os outros derivados do leite, a recomendação, segundo o *Guia Brasileiro Alimentar* (2005), é de três porções ao dia, que devem ser consumidas no café da manhã ou nos intervalos das grandes refeições (lanche da manhã, lanche da tarde ou ceia).

Alimentos diet são menos calóricos do que os convencionais.

Produtos diet são aqueles que restringem completamente algum tipo de nutriente, como açúcar, proteínas, gordura ou sódio. O chocolate dietético, por exemplo, não tem açúcar, mas é mais calórico do que o tradicional devido à maior adição de gordura. Com a retirada de algum nutriente, o alimento pode até apresentar uma diminuição nas calorias, mas isto não quer dizer que seja menos calórico que o convencional. Deve-se verificar se essa redução é significativa e justifica a substituição do alimento convencional pelo diet. Leia sempre os rótulos, informe-se!

O guaraná em pó, misturado com algum tipo de suco ou água, é um alimento energético.

O guaraná em pó industrializado, encontrado em cápsulas nos supermercados, não é um alimento energético. No entanto, como é rico em cafeína, produz efeitos semelhantes aos provocados pelo café. A cafeína estimula o sistema nervoso central e, em grandes doses, acarreta problemas gastrointestinais, como gastrites e úlceras. Outros sintomas são ansiedade, irritabilidade, nervosismo e taquicardia. Embora comumente se atribuam poderes preventivos e curativos ao guaraná, não há evidências científicas que comprovem isso.

AS VITAMINAS E, C E O BETACAROTENO PODEM SER INGERIDOS SEM CONTRAINDICAÇÃO POR TEMPO INDETERMINADO E REJUVENESCEM.

Essas vitaminas ou qualquer outro complexo vitamínico não devem ser tomados sem prescrição médica. A suplementação na dieta de um micronutriente qualquer, seja vitamina ou mineral, tem de ser feita somente quando necessário, depois de diagnosticada sua deficiência na dieta. Uma alimentação balanceada e diversificada é suficiente para fornecer todos os nutrientes essenciais ao organismo. As vitaminas E, C e o betacaroteno são denominados antioxidantes devido à capacidade de proteger as células do ataque dos radicais livres (compostos altamente reativos que são formados normalmente no organismo). Elas se comportam como "guarda-costas", protegendo as membranas celulares da oxidação. Entretanto, não existem dados científicos que comprovem que os antioxidantes ingeridos rejuvenesçam ou evitem o envelhecimento.

COMER GELATINA DIARIAMENTE REDUZ O PROBLEMA DE FLACIDEZ.

MITO Nenhum alimento reduz o problema de flacidez. A gelatina é uma proteína animal de baixo valor nutricional, devido à falta de alguns aminoácidos essenciais. Assim que a gelatina sofre digestão, a proteína ingerida se transforma em aminoácidos e nessa condição será absorvida. Esses aminoácidos serão transportados ao fígado e demais tecidos, onde cumprirão suas funções específicas. É necessário salientar que todos os alimentos proteicos ingeridos terão o mesmo processo digestivo e fornecerão aminoácidos à célula. Portanto, a síntese de proteínas que reduzem o problema de flacidez será a partir dos aminoácidos de todos os alimentos ingeridos e não somente dos da gelatina.

A INGESTÃO DE CERTOS ALIMENTOS, COMO OVO DE CODORNA, OVO DE PATA, OSTRAS E FAISÃO, MELHORA O DESEMPENHO SEXUAL. SÃO AFRODISÍACOS.

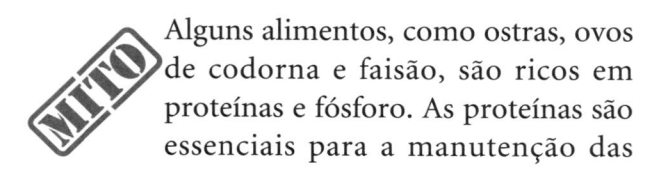

MITO Alguns alimentos, como ostras, ovos de codorna e faisão, são ricos em proteínas e fósforo. As proteínas são essenciais para a manutenção das células, e o fósforo é um nutriente que faz parte da estrutura do organismo e é fundamental nas reações bioquímicas para a produção de energia. Esses alimentos melhoram as condições do organismo como um todo, uma vez que suprem eventuais carências nutricionais, mas não fazem milagres. Principalmente quanto ao desempenho sexual.

Farinha de mandioca elimina a gordura do churrasco.

(MITO) Não completamente. A farinha tem fibras inabsorvíveis, que passam direto pelo aparelho digestivo, arrastando consigo a gordura para as fezes. A farinha impregna-se de gordura, mas no intestino é digerida junto com ela, cada uma seguindo seu caminho. No entanto, a quantidade de gordura eliminada junto com a farinha é pequena perto do quanto se ingere em um churrasco.

Azeite de oliva é remédio.

(FATO) Assim era considerado desde Hipócrates, o pai da medicina, há três mil anos. O azeite de oliva é composto de ácidos graxos monoinsaturados

absolutamente saudáveis. Tem baixo conteúdo de gordura saturada. Seu uso no Mediterrâneo é milenar, onde, associado ao vinho, aos peixes e aos grãos de trigo duro, constitui a famosa dieta mediterrânea, bastante saudável para o coração. Mas é calórico; portanto, quem está tentando perder peso deve usá-lo com moderação. Seu conteúdo de ácidos graxos saudáveis afina o sangue, reduzindo a coagulação nos vasos, melhora a função hormonal e imunológica e reduz a inflamação no organismo. Como o azeite de oliva é uma gordura monoinsaturada saudável, é mais resistente ao calor, não se transformando em gordura trans quando submetido a alta temperatura, como outros óleos vegetais. O que equivale a dizer que é bom também para frituras.

QUALQUER AZEITE DE OLIVA FAZ BEM PARA A SAÚDE.

Aí está a pegadinha. O azeite de oliva extravirgem, que é o que reúne as qualidades mais saudáveis, apresenta no máximo 1% de acidez. Sua produção é muito pequena em todo o mundo, mas a venda com esse título é absurdamente alta. Por isso, temos de ficar de olho nas melhores marcas e na acidez declarada pelos fabricantes sérios. Quanto menor for a acidez do azeite, melhor ele será.

OS ÓLEOS VEGETAIS SÃO TODOS IGUAIS.

MITO Pelo contrário, são bem diferentes uns dos outros. Mas suas diferenças não são tão grandes a ponto de provocar algum dano à saúde. Todos os óleos vegetais são mais saudáveis do que a manteiga, a banha e as gorduras saturadas sólidas. Porém, existem nítidas diferenças entre eles no que diz respeito à presença de gorduras saturadas e ácidos graxos monoinsaturados. Todos têm baixos índices de gorduras saturadas. O azeite de canola, por exemplo, está na ponta, com 7% de gorduras saturadas, em relação ao azeite de girassol, com 12%; a seguir vêm os azeites de milho e oliva e o óleo de soja, todos com 14%.

FEIJÃO CAUSA GASES.

FATO O feijão contém açúcares complexos que o intestino tem mais dificuldade de digerir. São os oligossacarídeos, que em contato com as bactérias do intestino geram muitos gases pelo processo de fermentação. O melhor método para evitar isso é deixar o feijão de molho já no dia anterior, jogando a água fora antes de cozinhá-lo. Isso rompe alguns dos açúcares e provoca menos formação de gases, apesar de causar a perda de algumas vitaminas solúveis em água.

COMER CENOURA É BOM PARA OS OLHOS.

FATO Sim, porque ela contém betacaroteno, que dá origem à vitamina A, fundamental para uma boa visão. No entanto, espinafre e milho contêm luteína, um antioxidante que protege mais a retina do que o betacaroteno. Portanto, comer cenoura, milho e espinafre é bom para os olhos. Um estudo realizado pelos pesquisadores do Hospital Johns Hopkins, em 1998, examinou 30 mil mulheres asiáticas com grandes deficiências vitamínicas. Foi descoberto que o grupo que recebeu vitamina A teve 67% menos casos de cegueira noturna do que o grupo que recebeu placebo. Cegueira noturna é a dificuldade de definir objetos à noite. Será por isso que as lebres e os coelhos enxergam tão bem quando escurece?

Chimarrão é saudável.

FATO O consumo de chimarrão, hábito gaúcho comum para os habitantes dos pampas brasileiros, argentinos, uruguaios e paraguaios, tem alguns riscos e muitas vantagens. O risco principal que ele apresenta é o câncer de lábios, boca e esôfago, mas pela temperatura alta da bebida. Felizmente, hoje já não se toma chimarrão com a água fervendo. Há até uma brincadeira do passado que dizia: "Se, ao absorvermos o primeiro gole, borrifarmos o cusco (cão) e ele sair ganindo, a água do chimarrão está no ponto". Outro problema do chimarrão é a higiene. Ao passar de mão em mão, e de boca em boca, não é improvável que vírus e bactérias sejam transmitidos. A única proteção é a temperatura, que aqui passa a ser um benefício. Quanto mais quente a bomba, menor a transmissão de germes de boca em boca. Uma curiosidade: a ofensa maior do dono da casa é correr água fervendo com o bico da chaleira no bocal da bomba, numa intenção evidente de pretender limpá-lo. Muita guerra já começou por esse simples gesto. Porém, seria sem dúvida um hábito saudável. Agora, as qualidades do chimarrão. Começam a surgir estudos correlacionando-o com longevidade e saúde. Aparentemente, como o chá-verde, o chimarrão contém flavonoides de boa qualidade, responsáveis por baixar o colesterol total e aumentar o bom colesterol (HDL). Portanto, provavelmente tenhamos perdido tempo não nos habituando ao chimarrão diário.

ADOÇANTES PODEM SER SAUDÁVEIS PARA SUBSTITUIR O AÇÚCAR, MAS A ESCOLHA DEVE SER CORRETA.

Os adoçantes são muito usados e parecem ser seguros. Por ordem de qualidade e segurança: (1) Sucralose (Splenda ou Linea) – Apesar de ser o mais recente, parece o melhor. Não sobe os níveis de glicose no sangue e realmente adoça. (2) Aspartame – Em uso desde 1981, apesar de haver estudos mostrando provocar limitação do cérebro em absorver certas vitaminas, antioxidantes e magnésio. Esses estudos, contudo, são muito criticados pela falta de qualidade. Parece ser seguro e adoça. (3) Sacarina – É o mais antigo. Conhecido desde meados de 1900, foi execrado por alguns estudos que caíram em descrédito. Parece ser um dos mais seguros e é o mais usado nos refrigerantes. Para provocar câncer de bexiga (esta é a acusação contra ele), é necessário tomar oitenta latas de refrigerante por dia. (4) Estévia – É natural, mas não tem gosto de açúcar e parece reduzir a produção de espermatozoides.

COGUMELOS AJUDAM A BAIXAR A GLICOSE.

FATO — Cogumelos contêm cromo, um metal importante para estimular a ação da insulina e fazer as células usarem a glicose como combustível. O suplemento diário de 200 mg tem esse efeito, principalmente associado ao magnésio. Mas cogumelos são ricos em proteína, daí seu valor nutricional.

PÃO BRANCO, ARROZ E BATATA VIRAM GLICOSE RAPIDAMENTE NO ORGANISMO.

FATO — Assim como todos os carboidratos simples, amidos, farinhas e grãos refinados. Tudo vira glicose rapidamente, fazendo um pico no sangue e provocando a tendência do organismo de armazená-los como triglicerídeos, naquela gordura abdominal contra a qual tanto lutamos. Como tudo é processado com muita rapidez, não chega a saciar e exige sempre maior quantidade.

O SUCO É MELHOR DO QUE A FRUTA.

MITO — Ao contrário, sucos são ricos em açúcar, não saciam e, por estimularem o gatilho do prazer no cérebro, nos fazem comer mais. Sucos, refrescos e refrigerantes, com ou sem adição de açúcar, devem ser tomados com moderação, cuidando para não desencadearem uma onda de mais apetite, pois, ao subirem rapidamente a glicose no sangue, estimulam a formação de dopamina pelo cérebro, o hormônio do bem-estar e da felicidade. A fruta natural contém frutose e sacarose, que são processadas mais lentamente do que os sucos.

CÁPSULAS DE ÓLEO DE PEIXE SUBSTITUEM COM IGUALDADE O PRÓPRIO PEIXE.

MITO — Não se sabe ao certo por que, mas ingerir cápsulas de óleo de peixe não tem o mesmo efeito sobre a saúde alimentar do que comer o próprio peixe. Talvez isso tenha a ver com a formação das moléculas maiores de lipoproteínas, que, ao se comer peixe, são mais bem absorvidas pelo intestino e terminam indo para a circulação, para agir como faxineiras das gorduras más que por lá transitam. De qualquer forma, o uso de cápsulas de óleo de peixe já está consagrado. Apesar de não haver evidência científica, há fortes indícios de que elas também funcionam, porém em intensidade menor.

Peixes são todos iguais. Todos são saudáveis.

MITO Alguns peixes são melhores, principalmente os de água fria. Os peixes de rio são mais ricos em gorduras saturadas. Os que têm couro são mais ricos em gorduras saturadas prejudiciais à saúde. É o caso do surubim e do pirarucu. Melhores são os peixes de água fria, carregados de Ômega-3. Eles se alimentam de algas marinhas ricas nessa gordura saudável. Por isso, comer atum, namorado, robalo, bacalhau fresco, sardinhas e salmão pelo menos três vezes por semana reduz o risco de doença cardíaca (infarto) e cerebral (derrame).

Canja de galinha cura qualquer doença

MITO Não cura, mas ajuda. Tornou-se tradição que pessoas doentes se alimentem com canja de galinha. A razão fundamental é que se trata de um alimento neutro, com pouca gordura e com quantidades de carboidrato e proteínas suficientes para repor as energias consumidas pela doença. No caso das gripes, supõe-se que, ao ser cozida, a galinha libera o aminoácido cisteína, que age sobre o muco, deixando-o mais fluido e facilitando sua eliminação. No caso das diarreias, a reposição de amido do arroz ajuda a estabilizar a flora intestinal.

ABACATE TEM A MESMA GORDURA SAUDÁVEL DO AZEITE DE OLIVA.

FATO — Pouca gente sabe disso, mas abacate é extremamente saudável, pois tem na sua composição ácidos graxos monoinsaturados iguais aos do azeite de oliva. Claro que também é calórico, e por isso deve ser consumido com moderação, porque engorda. Mas é muito bom para manter o colesterol nas proporções devidas.

SEM CARNE FICA DIFÍCIL INGERIR PROTEÍNA.

MITO — Proteína deve compor só 15% do total de calorias diárias. Existe quase um consenso na população de que ingerir proteína significa comer carne. Mas isso não é verdade. Come-se proteína suficiente se incluirmos na nossa alimentação diária feijão, lentilha, ovos, peixe, queijo, outros grãos e sementes e castanhas de todo tipo. Todos estão carregados de proteínas.

Pimenta é um bom substituto para o sal.

FATO A pimenta não tem as más qualidades do sal. Não retém líquido, não aumenta pressão e, ainda por cima, é rica em vitamina C. E por conter uma substância chamada peperina, colabora na absorção de nutrientes. Porém, é óbvio que pode arder na entrada e na saída, mas nem tudo é perfeito. Páprica picante pode ser um excelente substituto para o sal em grelhados e churrasco.

Ovo é o vilão, pois sobe o colesterol e faz mal para a saúde.

MITO Ovos contêm colesterol, mas também são uma excelente fonte de proteínas, vitaminas, minerais e gorduras insaturadas saudáveis. Em 5 g de gordura de um ovo, metade é monoinsaturada, semelhante ao azeite de oliva, que contribui para baixar o risco cardiovascular. Ovos também contêm Ômega-3 e colina, esta última necessária para o metabolismo das gorduras e para o cérebro. A maior parte do colesterol necessário ao organismo é produzida pelo fígado, ficando pouco para a alimentação (30%). Por isso, fala-se que indivíduos que têm colesterol elevado devem consumir menos ovos.

Produtos derivados da soja podem ser mais saudáveis do que os derivados do leite.

FATO Em primeiro lugar, porque provocam menos alergias. Além disso, já ficou comprovado que os derivados da soja aumentam o colesterol bom e baixam o ruim. Os japoneses têm índices de câncer mais baixos provavelmente pelo alto consumo de soja. Fala-se, inclusive, que há seis produtos anticâncer nos grãos de soja. Além disso, ela é uma das poucas fontes vegetais de proteínas completas que contêm todos os aminoácidos essenciais necessários para o organismo.

Soja contém hormônios que atenuam os sintomas da menopausa.

FATO Os derivados da soja contêm fito-hormônios, que são semelhantes ao estrógeno feminino e por isso podem bloquear algumas reações desagradáveis da menopausa e da tensão pré-menstrual (TPM). A soja também contém fitoestrógenos, substâncias de origem vegetal cuja fórmula química – e ação – é semelhante ao hormônio feminino estrógeno. Por isso, atenuam os sintomas da menopausa, como os fogachos (calores) e outras sensações desagradáveis típicas desse período. As japonesas que ingerem grande quantidade de soja passam pela menopausa com poucos sintomas exatamente pela ingestão contínua desses fitoestrógenos. O consumo diário de um copo de leite de soja ou tofu, iniciado alguns anos antes da menopausa, parece ser suficiente para causar esse efeito.

Margarina é pior do que manteiga.

As margarinas são produtos industrializados a partir de óleos vegetais que contêm gorduras hidrogenadas chamadas gorduras trans, mais nocivas para nossas artérias do que as gorduras saturadas da manteiga. O processo de industrialização dos óleos vegetais foi desenvolvido para criar um produto sólido de longa duração mais facilmente utilizável do que a manteiga, que deteriora rapidamente, tornando-se rançosa. Porém, o tiro saiu pela culatra, pois os óleos vegetais são líquidos e saudáveis, enquanto o produto sólido gerado, chamado margarina, é perigoso pela formação de gorduras trans. Mas, atenção: por serem mais duráveis, as gorduras trans estão em quase todos os produtos industrializados, como biscoitos, salgadinhos, bolos etc. Porém, hoje existem margarinas de melhor qualidade, sem gorduras hidrogenadas e contendo Ômega-3 e 6. São as mais recomendáveis, inclusive comparando com a manteiga. Leia os rótulos. Se houver gordura trans, não leve para casa.

CHIMARRÃO É MELHOR QUE CHÁ-VERDE.

FATO Não se trata de megalomania ou bairrismo de gaúcho, mas podemos afirmar que o chimarrão é pelo menos igual ao chá-verde na maioria de seus componentes. Tem cafeína, teobromina, vitaminas e minerais em quantidade semelhante, porém é mais rico em polifenóis, que são as substâncias que baixam o colesterol ruim (LDL) e sobem o colesterol bom (HDL). E ainda há certa evidência de que o chimarrão ajuda na perda de peso de forma mais eficiente do que o chá-verde.

OVO DE GRANJA É PIOR DO QUE O DE GALINHA CAIPIRA.

MITO Ovos de qualquer origem têm a mesma composição. A diferença de cor da gema não muda a composição.

Requeijão cremoso é rico em gorduras trans.

FATO — De novo, leia os rótulos à procura de gorduras trans, que são mais deletérias do que as saturadas. Neste caso, é melhor comer manteiga, que é mais natural e contém gorduras saturadas, mas não tem em seu processo de industrialização a presença de gorduras trans.

Peixe de rio não é tão saudável quanto peixe de mar.

FATO — Peixe de rio é mais rico em gordura saturada e contém menos Ômega-3 e gorduras saudáveis insaturadas. Os melhores exemplos de peixe de mar são o namorado, o salmão, o robalo, o badejo, o bacalhau e o atum. No Brasil, os exemplos de peixe de rio são o surubim, o dourado e o filhote.

Salmão selvagem é igual a salmão de cativeiro.

MITO — O salmão selvagem é mais rosado e contém mais Ômega-3 do que o criado em cativeiro, que é também mais rico em gordura saturada. Parece que a natureza é imbatível.

Queijo Minas Frescal é mais saudável que queijo Minas comum.

FATO De novo, atenção com os rótulos. É surpreendente a variação que existe entre os queijos tipo minas. Há os que são ricos em sódio, outros têm mais gordura saturada. Não importa que tenham o "apelido" de light. Aliás, há os que são intitulados light e contêm mais gordura do que o tipo frescal.

Todos os adoçantes podem ser levados ao fogo para fazer doces dietéticos.

MITO O aspartame perde o sabor doce quando aquecido. Os melhores são: sucralose, sacarina, estévia e ciclamato.

Adoçantes não têm limites. Podemos usar à vontade.

MITO Não é bem assim. O uso excessivo pode trazer transtornos como diarreia e elevação da glicose no sangue.

ADOÇANTES TÊM CALORIAS.

FATO — Há duas categorias: os nutritivos, que têm valor calórico mais alto, semelhante ao açúcar (aspartame); e os não nutritivos, que não contêm calorias (sucralose, sacarina, ciclamato e estévia).

ERVAS E TEMPEROS SÃO FUNDAMENTAIS NA ALIMENTAÇÃO.

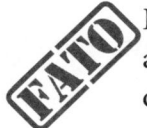

FATO — E não é só pelo sabor que imprimem aos alimentos. Vejamos suas propriedades mais importantes:

- Manjericão – É antioxidante e antiviral.
- Canela – Ajuda no controle de glicose em diabéticos e tem ação antimicrobiana.
- Sálvia – Tem ação anti-inflamatória.
- Hortelã – Age como antiespasmódico gastrointestinal.
- Curry e mostarda – Têm ação anti-inflamatória e anticancerígena.
- Gengibre – Tem efeito antidiabético por aumento da sensibilidade à insulina e anti-inflamatório.

- Pimenta – É anticancerígena e provoca a elevação dos níveis de dopamina e adrenalina.
- Alho – Reduz coagulação e colesterol.

FRUTAS TÊM EFEITOS CONHECIDOS SOBRE A SAÚDE.

FATO As frutas são o grande elemento nutricional oferecido pela natureza aos seres humanos. Seus efeitos são já bastante conhecidos. Aqui vão alguns exemplos:

- Frutas cítricas – Têm efeito antioxidante e anti-inflamatório.
- Goiaba, manga e lichia – São antioxidantes e anticancerígenos.
- Ameixa – Tem ação sobre o intestino e a prisão de ventre.
- Amora, framboesa e cereja – São antioxidantes e reduzem episódios repetidos de infecção urinária.
- Uva – Contém poderosos antioxidantes que reduzem a coagulação e o colesterol.
- Abacate – Reduz o colesterol.
- Tomate, morango, melancia e outras frutas vermelhas – Parecem reduzir câncer de próstata. São antioxidantes.

Capítulo 7
Fatos & mitos sobre o leite

O USO DE LEITE POR ADULTOS É CONTROVERSO.

FATO Nós, humanos, somos mamíferos, mas ainda não estamos muito certos sobre o papel do leite em nossa vida adulta. O leite ainda hoje está cercado de mitos, que levam muita gente a fugir dele e de seus derivados. Um número crescente de médicos e nutricionistas se opõe ao consumo da bebida, chegando até mesmo, em alguns casos, a eliminá-la da alimentação dos pacientes, mesmo que estes não sejam alérgicos ou não tenham intolerância à lactose. Mas, afinal, deve-se ou não incluir o leite na dieta? Essa questão motivou a nutricionista Adriane Elisabete Costa Antunes, da Universidade de Campinas (Unicamp), e a bioquímica Maria Teresa Bertoldo Pacheco, do Instituto de Tecnologia de Alimentos de São Paulo, a resgatar evidências científicas que permitam diferenciar fatos e mitos quando o assunto é o consumo de leite na maturidade. Elas perceberam a importância da controvérsia e a confusão das pessoas sobre o uso ou não do leite e, com uma equipe multidisciplinar das áreas de nutrição, biologia, medicina, engenharia de alimentos, química, bioquímica, zootecnia, farmácia e economia, escreveram o livro *Leite para adultos: mitos e fatos frente à ciência* (Editora Varela, 2009). O veredicto das autoras tende a ser favorável aos produtos lácteos. É verdade que uma parcela expressiva da população tem alguma restrição ao consumo. No Brasil, por exemplo, cerca de 25% da população apresenta intolerância à lactose. De maneira geral, no entanto, os estudos científicos analisados na pesquisa indicam que o alimento traz apenas benefícios para as pessoas saudáveis. Entre os mitos analisados está a afirmação de que o homem não necessita do leite na sua dieta. Maria Teresa lembra que as grandes fontes de cálcio são justamente o leite e seus derivados. Segundo a pesquisadora, a absorção do cálcio conduzida pelo leite é maior do que a obtida com qualquer outro alimento, principalmente na comparação com proteínas de origem vegetal. Isso explica também a necessidade de a mulher beber leite de origem animal enquanto amamenta. Sem repor o cálcio oferecido ao bebê por meio do leite materno, o organismo feminino acaba retirando a substância do próprio corpo. A falta do mineral pode ocasionar e agravar problemas como a osteoporose e a osteopenia, que é a perda de cálcio dos ossos.

Vantagens e desvantagens do uso do leite.

VANTAGENS:

- Fonte de alta absorção de cálcio.
- Contém proteínas de alto valor biológico de fácil absorção.
- Melhora a restauração muscular.
- Estimula o sistema imunológico.
- Previne a osteoporose.
- Ajuda a controlar a pressão arterial.
- Tem capacidade antioxidante.

DESVANTAGENS:

- Tem gordura, o que contribui para o aumento do colesterol.
- É nocivo para quem tem intolerância à lactose.
- Causa, em alguns casos, alergias.
- Pode agravar os sintomas de artrite, artrose, bronquite e rinite.

Leite causa alergia, seja o desnatado ou o integral.

FATO O produto está no topo do grupo de alimentos que causam alergia. A diferença entre esses dois tipos de leite é a quantidade de gordura. Mas não é a gordura que provoca a alergia. Usualmente são as proteínas (caseína) e alguns carboidratos ou açúcares (principalmente a lactose). As gorduras agem no organismo como agentes inflamatórios e podem estimular a ação das substâncias alergênicas. Existem, porém, gorduras anti-inflamatórias que anulam a sua ação. São os Ômega-3 encontrados nos óleos de peixe. Portanto, as alergias são provocadas em geral por proteínas que o organismo considera estranhas a ele e as rejeita. É um processo semelhante ao que acontece nos transplantes, porém com menos intensidade. As pessoas que têm alergia ao leite geralmente não toleram a lactose, um tipo de açúcar que existe no leite em grande quantidade. Quem apresenta esse problema quase sempre descobre muito cedo, pela ocorrência de diarreia sempre que há ingestão de leite. Mas há quem leve anos para dar-se conta de que algo está errado.

HOMEM NÃO NECESSITA INCLUIR LEITE EM SUA DIETA.

FATO Desde que fique atento à reposição de cálcio. Para isso, é necessário comer uma grande quantidade de vegetais e carne. É preciso notar, porém, que, enquanto apenas três canecas de leite equivalem a 75% das recomendações nutricionais diárias de cálcio, o indivíduo precisa comer vegetais o dia todo para chegar perto da quantidade recomendada.

COMER MANGA E TOMAR LEITE MATA.

MITO Esse mito tem origem histórica. Ele foi criado para que os escravos ingerissem apenas mangas (que existiam em abundância) e deixassem o leite para seus senhores. Acredita-se que alguns escravos foram envenenados ao ingerir leite com manga, para reforçar o mito. Manga com leite mata tanto quanto café com leite. O problema é que esse mito está enraizado na cabeça das pessoas e é difícil negar. A maioria dos mitos começa com casos concretos que depois são engrossados pela ficção popular. Quem conta um conto aumenta um ponto. E passam a ser a mais pura "verdade".

O ÚNICO LEITE ADEQUADO PARA O CONSUMO HUMANO É O MATERNO.

? O leite materno é realmente o mais adequado para o ser humano, mas é restrito aos primeiros meses de vida. O leite materno leva consigo proteínas, nutrientes e anticorpos extremamente importantes para o bebê. No entanto, o consumo de leite de outras espécies é possível, porque o ser humano é adaptável. Mas muitas pessoas apresentam alergia ou intolerância a ele. (FATO PARCIAL)

OS HUMANOS NÃO SÃO OS ÚNICOS MAMÍFEROS QUE INGEREM LEITE DE OUTRAS ESPÉCIES.

FATO Muitos mamíferos adultos de outras espécies apreciam o leite. Na realidade, eles não têm acesso ao leite na fase adulta, mas se for oferecido leite de vaca para um gato ou um cachorro, por exemplo, eles aceitarão com gosto.

LEITE CURA GASTRITE.

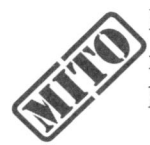

MITO Em algumas pessoas, o leite pode até mesmo piorar a gastrite. Seu consumo leva ao efeito rebote – primeiramente, diminui a acidez gástrica, mas depois a eleva. Contudo, as proteínas do soro do leite têm demonstrado propriedades terapêuticas para a proteção da mucosa do estômago, auxiliando na prevenção contra o efeito ulcerativo do álcool, agindo como anti-inflamatórios e amenizando o estresse.

LEITE É BOM PARA OS OSSOS.

O leite é rico em cálcio, que ajuda a manter os ossos saudáveis. Evitar o leite leva à deficiência em vitamina D, principalmente se a pessoa se expõe pouco ao sol (os raios solares ajudam o corpo a sintetizar essa vitamina).

INTOLERÂNCIA À LACTOSE É UM DOS PROBLEMAS CAUSADOS PELO LEITE.

O homem não foi projetado para continuar bebendo leite na idade adulta. Porém, com a domesticação e a criação de animais, o consumo ocasionou uma mutação genética, favorecendo o desenvolvimento da lactase, uma enzima que auxilia na digestão do leite de vaca. Nas regiões onde havia a cultura da criação de animais, como o norte europeu, apenas 5% das pessoas têm intolerância. Contudo, há regiões em que essa intolerância chega a 80%, como em partes da África, da Ásia e do Oriente Médio. Aqui no Brasil, fala-se em 25%, mas há quem diga que é muito mais, cerca de 40%.

A INTOLERÂNCIA À LACTOSE É MAIS COMUM DO QUE PARECE.

FATO Diarreias e gases intestinais, principalmente, podem ser causados por intolerância à lactose. Muita gente nem sabe que existe esse problema e por isso não o identifica em si mesmo. O teste é feito interrompendo por dez dias o uso de todos os derivados do leite (inclusive queijo), reiniciando depois e observando atentamente as reações do organismo.

MULHERES QUE AMAMENTAM DEVEM TOMAR LEITE.

FATO Sem repor o cálcio oferecido ao bebê por meio do leite materno, o organismo feminino acaba retirando a substância do próprio corpo. A falta do mineral pode ocasionar e agravar problemas como osteoporose. Além disso, 45% das lactantes intolerantes à lactose perdem a sua intolerância durante o período de gravidez e de lactação.

LEITE DESNATADO É MUITO MELHOR DO QUE O SEMIDESNATADO.

MITO A diferença é muito pequena. O melhor é ler todos os rótulos, pois há leites chamados de desnatados que têm conteúdo de gordura maior do que o dos semidesnatados. Leia os rótulos e todas as informações adicionais que constam na caixa.

Capítulo 8
Fatos & mitos sobre o café

O café é um alimento funcional.

[FATO] O conceito de alimento funcional está ligado à capacidade do alimento consumido regularmente de atuar na prevenção de doenças e melhorar a capacidade física e mental dos indivíduos. Com base nisso, o café é um alimento funcional, pois tem muitos nutrientes. Porém, as pessoas confundem o consumo de café (alimento) com o de cafeína (substância pura). Há muitos outros nutrientes no café para só a cafeína levar a fama, até porque ela só representa 2% dos componentes do café.

O café é um antioxidante benéfico à saúde.

[FATO] O café é uma fonte importante de antioxidantes e pode contribuir na ingestão de polifenóis e flavonoides. Os principais antioxidantes presentes no café são os ácidos hidroxicinâmicos, como o cafeico, o cumárico, o ferrúlico e os clorogênicos. A torrefação do café destrói alguns compostos fenólicos, mas por meio de reações químicas favorece o desenvolvimento de outras substâncias antioxidantes, aumentando seus teores na bebida. O efeito antioxidante do café tem sido mostrado na redução do mau colesterol (LDL).

O CAFÉ EVITA CÁLCULO BILIAR.

Ainda não há evidências, mas tudo indica que o café evita a formação de cálculos na vesícula. Os componentes presentes na infusão cafeinada reduzem o risco de formação de cálculos biliares e estão associados à prevenção dos sintomas de doenças biliares em mulheres, sendo recomendado o consumo de café como medida preventiva contra a colecistolitíase, uma doença dos cálculos biliares. (FATO PROVÁVEL)

O CAFÉ ACELERA O CONSUMO DE GORDURAS.

Um estudo abordou o consumo de café com a realização de exercícios. Juntos, tiveram maior efeito na redução de gorduras do que apenas exercícios isoladamente.

CAFÉ QUE NÃO PASSA EM FILTRO AUMENTA O MAU COLESTEROL.

FATO — Os cafés mais encorpados, tipo expresso e *capuccino*, não são filtrados, e por isso contêm um produto chamado "cafestol" e outro com o estranho nome de "kahweeol", capazes de aumentar o mau colesterol (LDL). O filtro barra esses produtos e contribui para baixar o LDL.

CAFÉ ACELERA A ATIVIDADE CEREBRAL.

FATO — Existem estudos que atestam o efeito positivo do consumo de café na velocidade de codificação e processamento mental de novas informações, que favorecem esse tipo de resposta em pessoas idosas. Além disso, existe a associação inversa de consumo de café e risco de suicídio, e também foi notado que crianças hiperativas beneficiam-se do consumo de café. Os efeitos do café se estendem além daqueles que são conhecidos sobre o estado de alerta e humor. O café também está associado com menor incidência da doença de Parkinson e do mal de Alzheimer. Por exemplo, uma xícara grande de café por dia, segundo estudos recentes, diminui o risco de Parkinson em 40% e de

Alzheimer em 20%. Parece que a cafeína atua favoravelmente sobre os neurotransmissores. Mas ainda há muito a ser descoberto sobre isso.

A CAFEÍNA EXISTENTE NO CAFÉ CONTRAINDICA SEU USO.

MITO — Devido ao consumo cotidiano de chás, café e chocolate, existe a preocupação com os níveis de ingestão de cafeína presentes nessas bebidas e no chocolate. Além disso, a cafeína também está presente em medicamentos e em outras bebidas, o que pode contribuir para aumentar o seu consumo. Na literatura científica, os principais aspectos relacionados a possíveis efeitos adversos do consumo excessivo de cafeína não são conclusivos e não existe contraindicação do consumo de café (até porque sua concentração de cafeína é de apenas 2%).

O CAFÉ REDUZ A GLICOSE E O DIABETES TIPO 2.

FATO — A descrição recente, em grandes estudos, do efeito do café na redução do risco de diabetes tipo 2 causou impacto. Foi confirmada a associação entre consumo de café e baixa da glicose de jejum no sangue. Em um estudo em holandeses, o consumo de café foi associado a uma redução substancial do risco de incidência de diabetes tipo 2. Esses resultados foram confirmados em outros nove estudos em que se evidenciou proteção contra o risco de diabetes tipo 2 com o consumo de café. A dose diária ideal para obter esses resultados foi de quatro a seis xícaras por dia. Recentemente, foi mostrado que tanto o café cafeinado quanto o descafeinado têm efeito protetor contra o diabetes tipo 2. Sendo assim, outro composto do café que não a cafeína deve estar envolvido nesse efeito. Um trabalho experimental recente mostrou que o efeito do consumo de café sobre o metabolismo da glicose não é semelhante ao da cafeína isolada. A cafeína tem efeito de aumentar a intolerância à glicose, e o café não tem esse efeito. O café descafeinado tem efeito ainda mais pronunciado de melhorar a tolerância à glicose. Na verdade, o consumo de cafeína (substância) tem o efeito de favorecer a intolerância à glicose, e o consumo regular e crônico de café, em especial o descafeinado, tem efeito de melhorar a tolerância à glicose e, consequentemente, proteger os consumidores habituais contra o diabetes tipo 2.

CAFÉ CAUSA ARRITMIA DO CORAÇÃO.

MITO Café tomado moderadamente não causa arritmia cardíaca. A quantidade de cafeína (2%) não é suficiente para isso. Porém, muitas bebidas energéticas com conteúdo de cafeína significativamente maior têm a possibilidade de provocar arritmias.

Capítulo 9
Fatos & mitos sobre a carne bovina e outras carnes

Dieta vegetariana é segura e aumenta a longevidade.

? A maioria dos que optaram pela dieta vegetariana sabe que os vegetarianos vivem mais, têm menor incidência de câncer e menor risco de ataques e doenças do coração. As refeições vegetarianas fornecem as quantidades adequadas de todos os nutrientes que precisamos, com exceção da vitamina B12, que é importante na produção de hemácias e na manutenção do sistema nervoso. A B12 é uma vitamina essencial. Os lacto-ovo-vegetarianos que ingerem uma variedade de alimentos não têm problema em atender todas as necessidades vitamínicas, incluindo a B12. Os lactovegetarianos também têm pouca dificuldade em obter a B12 em suas dietas. Entretanto, os vegetarianos puros (também chamados *vegans*) podem sofrer de deficiência de B12 se não fizerem o esforço consciente de incluir uma fonte confiável em suas dietas.

A necessidade da vitamina B12 é pequena. A dose diária recomendada é de 2 microgramas (mcg), e os estudiosos acreditam que 1 mcg/dia pode ser suficiente. A deficiência é rara, já que nosso organismo normalmente armazena suprimentos de B12 para vários anos. As fontes de B12 incluem cereais e leite de soja enriquecidos, entre outras.

O problema mais comum com relação à B12 não é a deficiência na dieta, mas a incapacidade que algumas pessoas têm de absorvê-la devido a deficiências enzimáticas; para não ficarem sem a vitamina, essas pessoas podem receber injeções periódicas de B12. Devemos consultar um médico se sentirmos que pode haver uma deficiência de B12 em nosso organismo. (FATO PARCIAL)

CARNE BOVINA SEMPRE É VILÃ.

Não é bem assim. Uma só porção de 100 g de carne magra é excelente fonte de proteína, zinco, vitamina B12, selênio e fósforo, e boa fonte de niacina, vitamina B6, ferro e riboflavina. É claro que na carne vermelha também há, inevitavelmente, gordura saturada entremeada nas fibras musculares. As regras basicamente são duas: 1ª) não se come gordura que se enxergue; 2ª) não se come carne todos os dias. O ideal é manter a ingestão de pequenas quantidades três vezes por semana. Um bife do tamanho da palma da mão é a quantidade diária ideal. Mas o churrasco de domingo com a família deve ser preservado.

Carne vermelha é ruim para a saúde.

MITO Carne vermelha, frango, porco e peixe contêm gordura saturada e colesterol. Mas também têm nutrientes que são importantes para a saúde, como proteína, ferro e zinco. Uma porção de carne adequada para uma refeição tem o tamanho aproximado da palma da mão. Escolha pedaços de carne com menos gordura e retire qualquer gordura extra antes de cozinhar. É claro que a gordura saturada que vem entremeada mesmo nas carnes magras não é saudável. As carnes vermelhas contêm nutrientes importantes, mas devem ser consumidas com moderação.

O consumo de gorduras através da carne está aumentando.

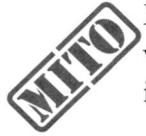

MITO Enquanto a ingestão de gorduras proveniente da carne está diminuindo, a ingestão de lipídios de outras fontes está aumentando. As gorduras trans estão embutidas na maioria dos produtos industrializados pela facilidade de conservação que oferecem, e por isso vêm constituindo-se em grande fonte de ingestão lipídica. Biscoitos e salgadinhos, entre outros, estão carregados dela. Obviamente, as gorduras que provêm de fontes vegetais são mais saudáveis.

A CARNE TEM MAIS GORDURA SATURADA E CALORIAS.

FATO Embora a carne bovina venha baixando o conteúdo de gorduras saturadas, ainda é alto o seu teor. A carne bovina está 20% mais magra do que 14 anos atrás, e há no mínimo 19 cortes considerados carnes magras. Dos 19 cortes magros de carne bovina, 12 têm, em média, somente um grama a mais de gordura saturada do que um peito de frango sem pele, em cada porção de 100 g. Os cortes mais magros de carne bovina também têm 8 vezes mais vitamina B12, 6 vezes mais zinco e 3 vezes mais ferro do que peito de frango sem pele.

UMA DIETA SEM CARNE É MAIS SAUDÁVEL.

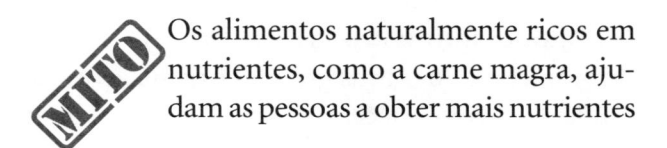

MITO Os alimentos naturalmente ricos em nutrientes, como a carne magra, ajudam as pessoas a obter mais nutrientes essenciais com menos calorias. Uma porção de 100 g de carne magra contribui com menos de 10% das calorias numa dieta diária de 2 mil kcal, e é excelente fonte de proteína, zinco, vitamina B12, selênio e fósforo, e boa fonte de niacina, vitamina B6, ferro e riboflavina. Uma porção de 100 g de carne magra tem a mesma quantidade de proteína que uma xícara e meia de leguminosas (feijões), porém metade das calorias. Ao contrário das proteínas vegetais, a carne magra é fonte de proteína de alta qualidade e de ferro e zinco facilmente absorvidos. A carne bovina é excelente fonte de vitamina B12, um nutriente essencial que não está prontamente disponível em fontes proteicas vegetais.

ORGANIZAÇÕES DE SAÚDE RECOMENDAM O CONSUMO DE FRANGO E PEIXE, MAS NÃO DE CARNE VERMELHA.

Relatórios de especialistas do Programa Americano de Educação Nacional para o Controle do Colesterol atestam que 150 a 180 g de carne magra por dia fazem parte apropriada de dietas de baixo teor lipídico, destinadas a diminuir o colesterol. O relatório, aprovado pela Associação Americana do Coração e 26 outras grandes organizações de saúde diz: "Não é necessário eliminar ou reduzir drasticamente o consumo de carne vermelha magra. A carne magra contém ferro altamente absorvível e é boa fonte de zinco e vitamina B12". (FATO PARCIAL)

CARNE BOVINA É DIFÍCIL DE DIGERIR.

O processo de digestão da carne é igual ao de qualquer outro alimento, embora mais lento. Após ser triturada na boca, a carne sofre a ação de enzimas, que degradam as proteínas e gorduras que compõem o alimento. Os produtos dessa digestão – ácidos graxos, glicerol e aminoácidos – serão absorvidos pelas células do intestino e transportados ao fígado e demais tecidos, onde cumprirão suas funções específicas. Entre essas funções estão a reparação dos tecidos, nos adultos, e o crescimento, nas crianças. Além disso, os aminoácidos da proteína da carne formarão compostos fundamentais para a vida.

A digestibilidade refere-se à proporção de um alimento que é absorvida pelo organismo. A carne bovina é altamente digerível – de fato, 97% da carne são absorvidos, em comparação a 89% da farinha de trigo e 65% da maioria das hortaliças. Contudo, muitas pessoas relacionam a digestibilidade ao tempo que um alimento permanece no estômago. Como a carne bovina e outros alimentos proteicos permanecem no estômago por mais tempo do que as frutas e hortaliças, passam sensação de saciedade por um período maior de tempo. Mas também provocam aquela sensação de torpor, facilmente observada nos leões depois do almoço.

OS HORMÔNIOS DO CRESCIMENTO UTILIZADOS NA PRODUÇÃO DA CARNE BOVINA NÃO SÃO SEGUROS.

FATO O conceito está correto, porém é importante salientar que no Brasil é proibida por lei a utilização de hormônios ou promotores de crescimento na pecuária bovina. Assim, essa prática muito comum nos EUA não acontece aqui. Os "hormônios promotores de crescimento" têm sido utilizados em anos recentes para aumentar a habilidade do animal em utilizar com mais eficiência os nutrientes que consome, produzindo mais músculos e menos gordura. Os hormônios são administrados colocando-se um implante (do tamanho de uma moeda) sob a pele na parte central da orelha do animal. Escolhe-se este local porque as orelhas não são oferecidas para o consumo humano. Os animais que recebem esses hormônios crescem 15 a 20% mais rápido que aqueles não tratados. Como benefício, o gado produz mais carne magra e menos gordura que o gado criado sem hormônios. Mas esta carne é segura para o consumo humano? As evidências científicas mundiais parecem indicar que não há perigo para a saúde humana. Felizmente, no Brasil este tipo de hormônio não pode ser utilizado.

SÃO DADAS GRANDES QUANTIDADES DE ANTIBIÓTICOS AO GADO BOVINO.

MITO O uso de antibióticos na pecuária brasileira se restringe ao tratamento de alguma doença que acomete o animal, devendo ser respeitado um tempo de carência no período de abate. Como os confinamentos no Brasil são ainda uma parte muito pequena da produção animal, pode-se dizer que a utilização de antibióticos como aditivos na alimentação do gado ocorre muito pouco, sendo seu uso exclusivamente terapêutico.

Na realidade, os antibióticos são utilizados parcimoniosamente pelos criadores. Antibióticos são usados para tratar animais que estão doentes, mas não é permitida a comercialização desses animais até que os resíduos de antibióticos tenham sido reduzidos a níveis seguros (como determinado pelas leis da FDA nos EUA e pela ANVISA no Brasil).

TÊM SIDO ENCONTRADOS ALTOS NÍVEIS DE PESTICIDA E RESÍDUOS NA CARNE BOVINA E SEUS DERIVADOS.

FATO — Esta é uma grande preocupação. Ao que tudo indica, os resíduos na carne estão em níveis preconizados como seguros pela FDA e pela Organização Mundial de Saúde (OMS). Nos EUA, a FDA monitora de perto a sanidade de qualquer droga usada pela indústria bovina. No Brasil, o controle é menor, porém a maior parte do gado é criada em pastagens naturais que não recebem pesticidas.

CARNE BOVINA É MAIS RICA EM FERRO QUANDO ESTÁ MALPASSADA OU "SANGRANDO".

MITO — A carne vermelha é fonte de proteína e ferro tanto *in natura* quanto após a cocção, pois mantém seus nutrientes. Porém, é importante prepará-la adequadamente e não consumi-la muito crua, pois aumenta o risco de intoxicação alimentar.

HÁ CARNES BOAS E CARNES MÁS.

FATO — Começando pelas menos saudáveis, sem dúvida encabeçam a lista as carnes processadas (hambúrgueres, salsichas e embutidos). A mão do homem consegue transformar para pior qualquer produto que a natureza nos concede. Nas salsichas, só Deus sabe o que vem embutido. Nos salames, a gordura saturada faz parte integral do produto. Todas as demais carnes podem ser saudáveis ou não de acordo com o tipo de corte, com a maior ou menor presença de gordura saturada. O melhoramento genético conseguiu reduzir a gordura das carnes bovina, suína e ovina. Mas sempre sobra uma quantidade de gordura entremeada nas fibras de músculo. Uma regra básica é não comer gordura que esteja aparente. Outra regra é comer com moderação. Certamente mais saudáveis são as carnes brancas de peixes e aves, pela menor quantidade de gordura. No caso dos peixes, a gordura presente é considerada saudável e por isso eles estão absolvidos. Comer peixe pelo menos três vezes por semana é garantia de estilo de vida saudável. Mas, de modo geral, a carne é a melhor forma de trazer para o organismo proteína, ferro e vitaminas do complexo B.

COMER CARNE À NOITE CAUSA INSÔNIA OU RONCO.

FATO — O componente principal da carne é a proteína. As proteínas são digeridas lentamente pelo organismo, levando às vezes seis horas para serem destruídas. O leão sabe disso, pois ingere carne e depois tira uma boa soneca durante horas. No caso dos leões humanos que ingerem grande quantidade de carne à noite, é evidente que o sono é menos saudável, pois o aparelho digestivo permanece em atividade por longo tempo. Isso pode produzir um sono mais superficial, com roncos e redução da oxigenação do sangue. Algumas pessoas têm insônia e relatam peso abdominal.

Carne suína é um perigo.

A importância alimentar da carne suína vem do fato de ela ser rica em nutrientes essenciais, como ferro, zinco e vitamina B12. Além disso, possui outros elementos que favorecem a absorção desses nutrientes. O preconceito que a carne suína sofre até hoje vem do fato de que ela sempre foi relacionada a excesso de gordura. O consumo dessa proteína é estratégico na alimentação do homem há muito tempo. No entanto, a carne suína é, sem dúvida, a que mais sofreu preconceito da classe médica e de nutricionistas. Hoje se sabe que, por meio do melhoramento genético, existem porcos com quantidade de gordura muito baixa, semelhante à da galinha. Porém, é difícil encontrá-los no supermercado. E mais difícil ainda reconhecê-los.

CARNE DE AVESTRUZ É VERMELHA COM AS QUALIDADES DAS CARNES BRANCAS.

FATO — O avestruz é um animal diferente. Por fora é ave, mas por dentro a carne é vermelha. Porém se trata de uma carne vermelha especial, com pouca gordura saturada e baixo índice de colesterol. E o que é mais importante: contém ácidos graxos mono e poli-insaturados como a carne de galinha e os peixes. É uma carne mais saudável do que a bovina.

CARNE BRASILEIRA É MAIS SAUDÁVEL.

FATO — Pelo fato de que nosso gado não tem conteúdo alto de gordura saturada em comparação com o proveniente dos Estados Unidos, onde se produz uma carne marmorizada com filetes de gordura entremeados. Mas sempre a recomendação é uso moderado de três vezes por semana em pequena quantidade.

HÁ PARTES DO BOI MAIS SAUDÁVEIS.

De acordo com o conteúdo de gordura saturada podemos dividir o boi em três partes: gordura leve (patinho, maminha, filé mignon, que contêm entre 7 e 9 g de gordura saturada por 100 g); gordura média (alcatra, contrafilé, que contêm 12 g por 100g); gordura elevada (picanha, fraldinha e costela, que contêm entre 20 e 29 g de gordura em 100 g do corte).

Capítulo 10
Fatos & mitos sobre
o forno de micro-ondas

(Informações retiradas do blog do professor de Física Fábio Araújo.)

As micro-ondas escapam do forno em funcionamento.

FATO Os fornos de micro-ondas modernos são extremamente seguros. Seu revestimento interno, por exemplo, é feito de metal, que reflete as micro-ondas, mantendo-as em seu interior. Ao atingir os alimentos, as micro-ondas se transformam em calor e praticamente desaparecem. "No entanto, por mais blindado que seja o forno, um pouco sempre escapa", afirma o físico Alexandre da Silva Sanches. Por isso, há quem aconselhe manter uma certa distância do aparelho em funcionamento. "Acontece algo similar com os televisores: eles emitem outro tipo de onda eletromagnética, os raios X, e é por isso que se recomenda ficar sempre a dois metros de distância da TV ligada", acrescenta.

É MAIS SEGURO ESPERAR ALGUNS SEGUNDOS ANTES DE ABRIR A PORTA DO MICRO-ONDAS.

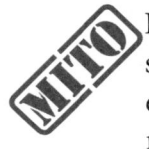

Depois que o forno apitou, pode-se abrir a porta sem problemas: ele está desligado e não produz mais as micro-ondas.

AS MICRO-ONDAS CAUSAM CÂNCER.

"Não existem experiências publicadas em revistas científicas que comprovem isso em seres humanos. Estudos têm sido realizados com animais, mas é difícil traduzir os resultados para possíveis efeitos em humanos", explica o físico Alexandre da Silva Sanchez. A Agência Federal Norte-Americana de Vigilância Sanitária (Food and Drug Administration, FDA) garante que os fornos usados de acordo com as instruções dos fabricantes são seguros. (AINDA NÃO SE SABE)

ALIMENTOS PREPARADOS NO MICRO-ONDAS PRODUZEM SUBSTÂNCIAS QUE PODEM PROVOCAR TUMORES.

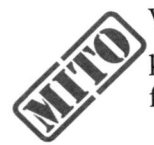

Várias inovações da vida moderna podem causar câncer. Com relação ao forno de micro-ondas, ninguém pode afirmar nada. "Até onde mostram as pesquisas, ele é seguro para a saúde", diz Elizabeth Torres, engenheira agrônoma e professora do Departamento de Nutrição da Faculdade de Saúde Pública da Universidade de São Paulo (USP). "O que acontece realmente é que há maior oxidação do alimento quando a comida é preparada no aparelho", completa.

METAIS NÃO DEVEM SER UTILIZADOS NO FORNO DE MICRO-ONDAS.

Panelas de metal (ferro, alumínio ou aço inoxidável) não devem ser utilizadas no micro-ondas, sob o risco de explodirem. Panelas e recipientes feitos de vidro, papel, cerâmica ou plástico específico para esse fim podem ser usados porque as micro-ondas passam através desses materiais, afastando a possibilidade de explosão.

RECIPIENTES NÃO AQUECEM NO FORNO DE MICRO-ONDAS.

Os recipientes próprios para esse uso têm a característica de não serem aquecidos pelas micro-ondas, mas se aquecerão pelo contato com o alimento. Isso acontece porque, quando o alimento é aquecido, parte de seu calor transfere-se para o recipiente. Eis por que é necessário o uso de luvas antitérmicas para retirar os pratos preparados no micro-ondas, como se faria com qualquer outro tipo de forno. (FATO PARCIAL)

COMIDA AQUECIDA EM POTE PLÁSTICO DE POLICARBONATO CONTENDO BISFENOL A PODE SER PREJUDICIAL À SAÚDE.

Mamadeiras e outros frascos e utensílios de policarbonato que contenham Bisfenol A em sua fórmula podem interagir com o alimento, gerando uma substância que causa dano à saúde. A ação do calor produzido pelo micro-ondas seria a causa da liberação dessas substâncias nocivas. Utensílios que contenham Bisfenol A foram proibidos pela Agência Nacional de Vigilância Sanitária (ANVISA) diante da evidência de causarem problemas neurológicos em crianças.

COMIDA FEITA NO MICRO-ONDAS NÃO É SEGURA.

? O maior problema dos fornos de micro-ondas é que o cozimento não se dá de maneira uniforme em todo o alimento, o que permite a sobrevivência de certos micro-organismos na comida pronta. "Mas a eficácia do aparelho depende de alguns fatores, como a composição do alimento, o tipo de micro-organismo presente e a temperatura alcançada", explica o livro *Alimentos em questão – uma abordagem técnica para as dúvidas mais comuns*, das professoras Elizabeth Torres e Flavia Sarti, do Departamento de Nutrição da Faculdade de Saúde Pública da USP (Editora Ponto Crítico, 2001). (FATO PARCIAL)

COZINHAR NO FOGO É MAIS SAUDÁVEL.

? Qualquer forma de cocção modifica os nutrientes dos alimentos. Uma carne preparada na churrasqueira também oferece riscos para a saúde: aquela crosta torradinha permite a formação de agentes cancerígenos. A maneira mais rápida de cozinhar é mesmo no micro-ondas. Já a mais saudável e que preserva maior quantidade de nutrientes é no vapor. (FATO PARCIAL)

Frituras não podem ser feitas no forno micro-ondas.

FATO O motivo é que a temperatura do óleo não pode ser controlada como em um fogão convencional. Mas uma pequena quantidade de óleo pode ser usada para refogar os temperos.

Ovo cozido no micro-ondas explode.

FATO A casca do ovo, intacta, funciona como uma panela de pressão sem válvula de segurança. Por isso, a pressão cada vez maior em seu interior durante o cozimento faz com que o ovo exploda. Então, vale a dica: fure batatas, berinjelas, gemas de ovos e quaisquer alimentos que tiverem pele ou membrana protetora para permitir a saída dos vapores.

ÍNDICE REMISSIVO

A

abacate 11, 16, 124
abdominal 63, 158
abóbora 11, 16, 92, 105
acerola 107
acidente vascular cerebral 82
ácido fólico 11, 14
ácido pantotênico 35
ácidos graxos monoinsaturados 88, 115, 117, 124
ácidos graxos saturados 88
ácido úrico 80, 81, 95, 99
acne 83
açúcar 34-37, 48, 57, 58, 70, 75, 82, 86, 87, 92, 112, 120-122, 131, 136
adoçantes 120, 130, 131
afrodisíacos 39
água 18, 25, 30, 32, 46, 53, 58, 59, 63, 65, 66, 92, 98, 100, 103, 108, 112, 118, 119, 123
aipo 39
alergias 7, 8, 101, 136, 138
alface 11, 39
alho 11, 16, 34, 91, 106, 107
alimentos antioxidantes 40
alimentos gordurosos 36, 37, 55
ameixa 132
amidos 124
amora 85, 86, 105
anticorpos 16, 101, 138
antioxidantes 32, 118, 131, 132, 135, 142, 143
apendicite 84

arroz 17-19, 46, 70, 75, 92, 101, 106, 121, 124
Ásia 140
aspartame 130, 131
aterosclerose 29, 32, 78-80, 107
atum 62, 123, 129
aveia 8, 11, 46, 47, 92, 96, 101
aves 33, 157
azeite de oliva 49, 50, 72, 91, 102, 106, 115, 116, 124, 125

B

bacalhau 123, 129
bacalhau fresco 123
badejo 129
banana 11, 92, 93
banha e gorduras 117
barriga 31, 32, 53, 54, 59, 63, 64, 71, 72
batata 70, 72, 121
batatas fritas 33
bebê 15, 16, 18, 26, 134, 138, 140
bebida gelada 23, 24
bebidas alcoólicas 16, 26, 27, 48, 55, 80, 81, 108
berinjela 108
betacaroteno 32, 94, 103, 113, 118
beterraba 11, 82, 94, 103
biscoitos 47, 92, 127
bolos 51, 54, 64, 66, 102
brócolis 11, 34, 40, 76, 91
brócolis e couve-flor 34

C

café 8, 10, 30, 38, 41, 42, 55, 58, 71, 91, 100, 107, 112, 137, 142-146
café da manhã 21, 22, 41, 69, 70, 91, 111
cafeína 16, 39, 58, 71, 112, 128, 142, 145-147
cãibra 92
caju 107
cálcio 35, 92, 99, 104, 105, 106, 108, 111, 134, 135, 137, 139, 140
cálculo biliar 143
cálculo da vesícula 82
cálculos renais 98, 100
cálice de vinho 90
camarão 45
câncer 22, 32, 74, 90, 93-95, 119, 120, 126, 148, 162
câncer de mama 12, 95
câncer de próstata 95, 105, 132
câncer e infarto 104
canola 88, 102, 117
carboidratos 18, 19, 26, 37, 42, 44, 56, 57, 61, 63, 69, 75, 84, 86, 87, 102, 111, 123, 136
carboidratos complexos 50, 51, 57
carboidratos refinados 37, 92
carboidratos simples 70, 121
carnes 10, 11, 12, 16, 17, 19, 35, 45, 63, 90, 92, 93, 95, 106, 124, 137, 148-159, 165
carotenoides e flavonoides 94
castanhas 11, 13, 91, 92, 124
cebola 34, 40, 45
cenoura 11, 13, 29, 40, 76, 90, 118
cereal 27, 101, 106
cerveja 32, 98, 108
chá 10, 14, 17, 58, 59, 98, 107
chá-preto 55
chá-verde 38, 74, 91, 119, 128
chimarrão 119, 128
chocolate 8, 16, 35, 39, 84, 109, 112, 145
chope 59
churrasco 94, 115, 125, 150
ciclamato 130, 131
circunferência abdominal 64, 74
cobre 106, 111
cogumelos 11, 91, 121
colesterol 10, 11, 43, 49, 63, 68, 69, 75, 78, 79, 81, 88, 89, 96, 97, 107, 108, 110, 120, 124, 125, 126, 128, 132, 135, 143, 144, 150, 152, 159
colesterol total 120
complexo B 9, 10, 11, 14, 106, 157
complexos vitamínicos 20, 35
couve 34, 91, 100
couve-de-bruxelas 11, 91
couve-flor 16, 34, 91
crianças 16, 24, 28, 29, 54, 78, 144, 153, 164
cromo 121

D

derrames 43, 123
diarreia 8, 27, 50, 51, 101, 130, 136
diet 58, 112
dieta 15, 19, 21, 28, 29, 41, 44, 46, 56, 57, 61, 65, 69, 78, 99, 102, 113, 151, 152
dieta de Atkins 69

dieta mediterrânea 45, 116
dieta vegetariana 22, 148
doces 35, 37, 48, 62, 70, 74, 92, 130
doença celíaca 101
dopamina 37, 38, 122, 132

E

embutidos 29, 55, 156
endocanabinoides 36
endorfinas 109
envelhecimento 12-14, 32, 40, 113
ervilha 11, 92, 103
espinafre 11, 34, 103, 104, 118
estatina 81
esteatose 64, 70
estévia 130, 131
estilo de vida 10, 45, 157
estômago 30, 31, 33, 47-49, 59, 66, 73, 76, 81, 139, 154
estresse 22, 73, 139
estrógeno 12, 43, 76, 109, 126
exercícios 20, 21, 26, 27, 52, 65, 67, 78, 109, 143

F

faisão 114
farinha de trigo refinada 34
farinha refinada 57
farinhas 47, 70, 92, 121
feijão 11, 16-19, 46, 91, 92, 96, 103, 117, 118, 124
ferritina 28
ferro 27, 28, 55, 63, 103, 104-107, 149-153, 156-158, 163
fibras 20, 32, 46, 50, 51, 55, 66, 92, 96, 97, 99, 102, 106, 115, 149, 157

filhote 129
fitoestrógenos 95, 126, 127
fito-hormônios 126
flatulência 101
flavonoides 40, 94, 104, 105, 120, 142
fósforo 99, 106, 111, 115, 149, 152
frango 11, 45, 68, 95, 102, 150-152
frituras 166
frutas 13, 16, 19, 27, 32-34, 40, 46, 50, 51, 55, 58, 60, 62, 66, 67, 72, 76, 82, 90, 92, 104, 105, 132, 154
frutas cítricas 8, 11, 63, 100
frutas vermelhas 40, 41, 85, 90, 105, 132
frutos do mar e pele de frango 68

G

galeto 95
galinha 17, 123, 128, 159
gelatina 30, 31, 66, 114
gema do ovo 88
girassol 102, 117
glicose 13, 19, 26, 49, 57, 70, 84, 87, 91, 120-122, 130, 131, 145, 146
glúten 8, 47, 101
gordura 16, 34-37, 45, 51, 56-60, 63, 64, 67, 70, 71, 76, 77, 81, 89, 93, 96, 102, 103, 105, 107, 108, 110-112, 115, 116, 123-125, 128, 130, 135, 136, 141, 149, 150, 154, 155, 157-160

gordura abdominal 33, 34, 72, 74, 121
gordura animal 34
gordura insaturada 110
gordura saturada 44, 45, 72, 78, 81, 88, 89, 116, 129, 130, 149-151, 157, 159, 160
gorduras trans 10, 29, 79, 127, 129, 151
gota 80
grão-de-bico 11, 72, 103
grãos 28, 40, 47, 75, 92, 106, 107, 116, 121, 124, 126
grãos integrais 33, 46, 51, 91, 92
grãos naturais 45
grelhados 42, 90, 102, 125
gripes e resfriados 89

H

herring ou sardinha 92
hipertensão 72, 75, 85, 87, 93
homocisteína 9, 10, 11, 107
hormônio do crescimento 12, 13
hormônios 12, 43, 56, 57, 76, 77, 83, 95, 126, 154, 155

I

índice glicêmico 75
infarto 68, 82, 104, 107, 123
infecção urinária 85, 86, 132
inflamação 8, 23, 33, 34, 84, 104, 105, 116
insulina 56, 57, 73, 74, 121, 131
intolerância à lactose 133-135, 140
isoflavonas 34, 96

L

laranja 27, 55, 71, 84, 89, 107, 108
legumes 33, 60, 72, 103
leite 8, 11, 16-19, 21, 30, 32, 53, 55, 66, 72, 90, 100, 107, 111, 126, 133-140
leite de soja 23, 91, 96, 127, 149
leite materno 16, 17, 18, 32, 134, 138, 140
lentilha 46, 72, 91, 92, 103, 124
leptina 69, 77
licopeno 40, 41, 103
limão 55, 100, 104, 107
linhaça 34, 91, 92

M

maçã 11, 50, 64, 92, 100
magnésio 35, 92, 105, 106, 111, 120, 121
mandioca 115
manga 11, 132, 137
manteiga 68, 117, 127-129
margarina 127
massa de grão duro 57, 92
massas 27, 35, 62
mel 84
melancia 11, 53, 84, 103, 132
melão 11, 90
menopausa 12, 126, 127
micro-ondas 161-166
milho 101, 117, 118
minerais 18, 19, 92, 103, 104, 106, 111, 125, 128
mirtilo 85
miúdos 103
mono e poli-insaturados 88, 159
mostarda 11, 55, 131

N

namorado 123, 129
nozes 35, 40, 72, 91
nutrientes 10, 13, 18-20, 22, 33, 41, 42, 44, 59, 63, 65, 70, 91, 105, 106, 111, 113, 125, 138, 142, 148, 150, 151, 154, 156, 158, 165

O

obesidade 15, 19, 22, 44, 56, 74, 86
óleo de canola e girassol 102
óleo de oliva 45
óleo de peixe 35, 122
óleos vegetais 88, 116, 117, 127
oliva e canola 88
Ômega-3 35, 36, 56, 63, 92, 105, 106, 110, 123, 125, 128, 129, 136
Ômega-6 56
ostras 39, 114
ovos 8, 15, 19, 43, 68, 110, 114, 124, 125, 166
oxalato 99

P

pão 47, 54, 70, 75, 92
peito de frango 45, 102, 151
peixes 16, 33, 40, 45, 72, 92, 116, 123, 157, 159
pepino 39
pêssego 11, 90
pimenta 16, 55, 125
pizzas 92
polifenóis 34, 128, 142
potássio 55, 92, 93, 99, 106, 111
potássio e ferro 55
prisão de ventre 46, 47, 50, 53, 55, 132
proteínas 12, 18-20, 28, 61, 63, 86, 99, 102, 109-112, 114, 123-126, 134-136, 138, 139, 152, 153, 158
proteínas e carboidratos 70
proteínas e fósforo 114

Q

queijos 72, 111, 130
quercitina 34
quercitina e resveratrol 40
quinoa 106

R

radicais livres 40, 104, 113
refrigerantes 16, 63, 66, 100, 120, 122
repolho 11, 16, 39
requeijão cremoso 129
resveratrol 34, 40
riboflavina 149, 152
robalo 123, 129
rótulos 44, 58, 112, 128-130, 141

S

sacarina 130, 131
sais minerais 92, 111
sal 36, 37, 82, 83, 85, 87, 88, 99, 125
saladas 42, 50, 102, 103, 105, 106
salgadinhos 29, 66, 127, 151
salmão 62, 90, 92, 123, 129

sardinha 90, 92
sashimi 62
saturadas sólidas 117
selênio 42, 149, 152
selênio e vitamina 103
sementes 13, 40, 84, 91, 92, 103, 105, 124
sementes de abóbora 92
serotonina 35, 39, 109
shoyu 62, 96
sódio 63, 92, 111, 112, 130
sódio e cálcio 92
soja 8, 11, 23, 34, 63, 91, 94-96, 117, 126, 127, 149
sopas 60, 105
suco de amora 85
suco de uva 34
sucos 18, 27, 29, 60, 63, 66, 71, 82, 85, 89, 100, 103, 104, 112, 121, 122
sucralose 120
suplementos vitamínicos 42
surubim 123, 129
sushi 62

T

tanino 108
tensão pré-menstrual 83, 126
teobromina 39, 128
tofu 91, 92, 96, 127
tomate 11, 13, 40, 45, 55, 76, 90, 100
triglicerídeos 70, 121
trigo 8, 11, 34, 47, 101, 106, 153
trigo duro 116
truta 90

U

uva 34, 40, 53

V

vegetais 11, 13, 28, 34, 40, 46, 51, 88, 90-92, 95, 104, 116, 117, 126, 127, 137, 151, 152
verduras 19, 30, 33, 51, 63, 72, 103
vinagre 48, 55
vinho 25, 26, 34, 45, 48, 53, 72, 87, 90, 100, 104, 108, 116
vinho branco 25
vitamina A 13, 31, 32, 40, 118
vitamina B6 11, 149, 152
vitamina B12 9, 11, 22, 148, 149, 151-153, 158
vitamina C 13, 40, 63, 89, 103, 105, 107, 125
vitamina D 35, 139
vitamina E 13, 41, 103
vitaminas 10, 14, 18, 19, 20, 31, 32, 42, 102-104, 106, 111, 113, 118, 120, 125, 128, 157
vitaminas E, C e o betacaroteno 113
vitaminas e minerais 18, 103, 104, 106, 128

Z

zinco 39, 42, 103, 105, 106, 149-153, 158
zinco e magnésio 105
zinco e selênio 42

Sobre o autor

Nascido em Farroupilha, RS, em 1947, dr. Fernando Lucchese preparou-se desde cedo para a carreira diplomática, dedicando-se ao aprendizado de cinco idiomas, estimulado pela forte influência que exerceu sobre ele sua passagem pelo seminário na adolescência.

Sua carreira diplomática foi abandonada instantaneamente quando, no cursinho pré-vestibular para o Instituto Rio Branco (Escola de Diplomatas), tomou contato com a circulação extracorpórea apresentada durante uma aula de biologia. Lucchese deslumbrou-se com o que lhe pareceu, no início, pura ficção científica e decidiu ser cirurgião cardiovascular.

Entrou para a Faculdade de Medicina da Universidade Federal do Rio Grande do Sul, graduando-se em 1970, com 22 anos de idade.

Depois de graduado fez sua formação de cirurgião cardiovascular no Instituto de Cardiologia do Rio Grande do Sul e na Universidade do Alabama, em Birmingham, Estados Unidos.

De volta ao Brasil dedicou-se à atividade de cirurgião cardiovascular e chefe da Unidade de

Pesquisa do Instituto de Cardiologia. Chegou à direção daquele Instituto, quando então, promoveu grande transformação, duplicando suas instalações e investindo em tecnologia.

Foi também nesse período que assumiu a Presidência da Fundação de Amparo à Pesquisa do Estado do Rio Grande do Sul (FAPERGS).

Depois de ser chefe do Serviço de Cardiologia do Hospital Mãe de Deus, transferiu-se para a Santa Casa, onde dirige desde 1988 o Hospital São Francisco de Cardiologia.

Lucchese reuniu, com a equipe do Instituto de Cardiologia e posteriormente com sua própria equipe no Hospital São Francisco, uma experiência de mais de 30 mil cirurgias cardíacas e 100 transplantes do coração.

Lucchese iniciou-se no mundo editorial pela tradução de dois livros de medicina em língua inglesa, passando à publicação de três livros de medicina que atingiram tiragem recorde, um deles publicado em inglês.

Movido pelo desejo de contribuir com a prevenção de doenças, publicou os seguintes livros para o público em geral:

Pílulas para viver melhor; *Pílulas para prolongar a juventude*; *Comer bem, sem culpa* (com Anonymus Gourmet e Iotti); *Desembarcando o diabetes*; *Viajando com saúde*; *Desembarcando o sedentarismo* (com Claudio Nogueira de Castro);

Desembarcando a hipertensão; *Desembarcando o colesterol* (com sua filha, Fernanda Lucchese), *Desembarcando a tristeza*, *Dieta mediterrânea* (com Anonymus Gourmet), *Fatos & mitos sobre a sua saúde* e *Confissões & conversões*.

Os livros do dr. Lucchese venderam cerca de 1,6 milhões de cópias.

Lucchese costuma invocar a ajuda de Deus em suas cirurgias, considerando-se somente um instrumento na mão d'Ele. Acredita que o cirurgião-cientista frio deve ser substituído pelo médico preocupado não só com a saúde do coração de seus pacientes mas também com sua vida emocional, afetiva, familiar, profissional e espiritual.

IMPRESSÃO:

Santa Maria - RS.- Fone/Fax: (55) 3220.4500
www.pallotti.com.br